多磨全生園・〈ふるさと〉の森

ハンセン病療養所に生きる

柴田隆行
SHIBATA, Takayuki

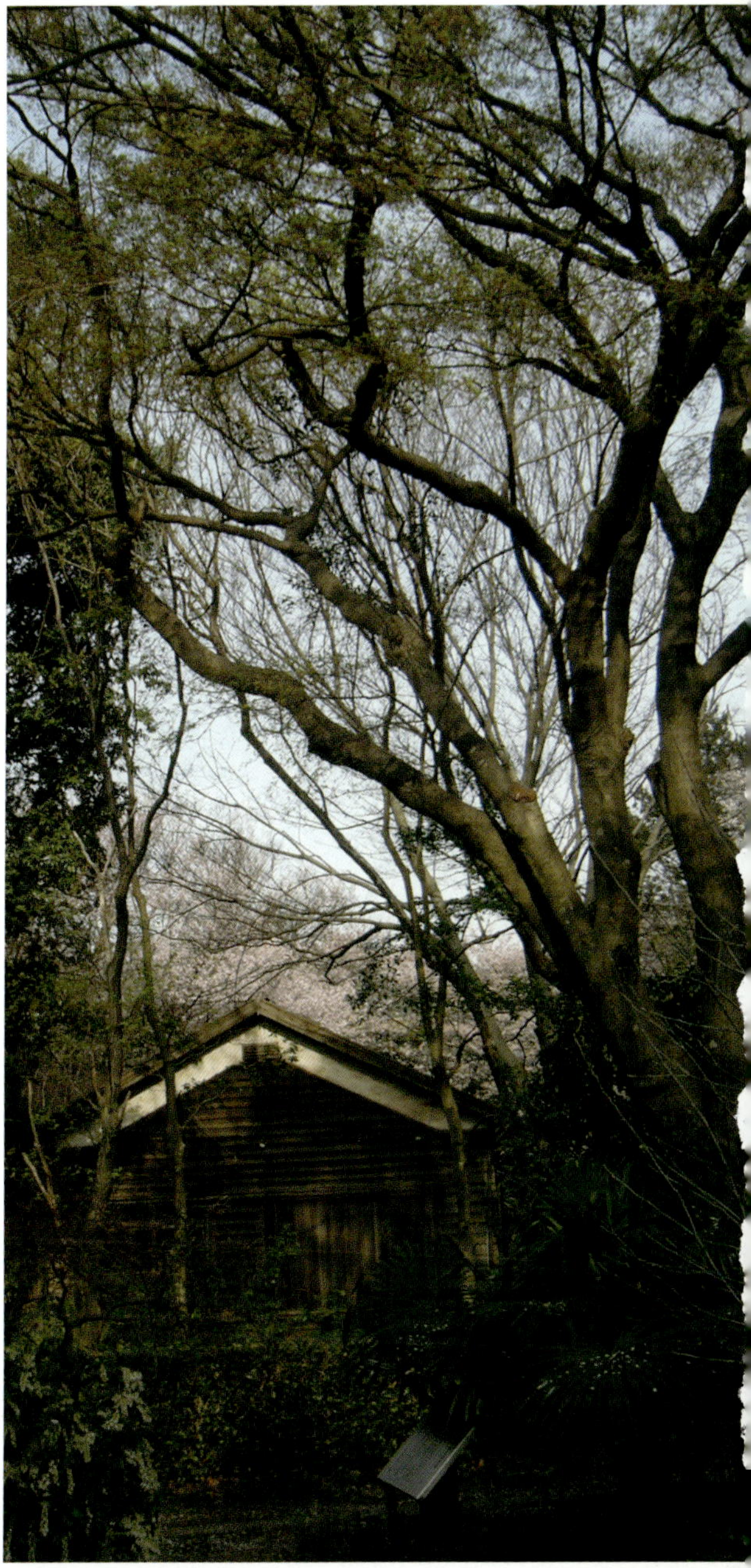

社会評論社

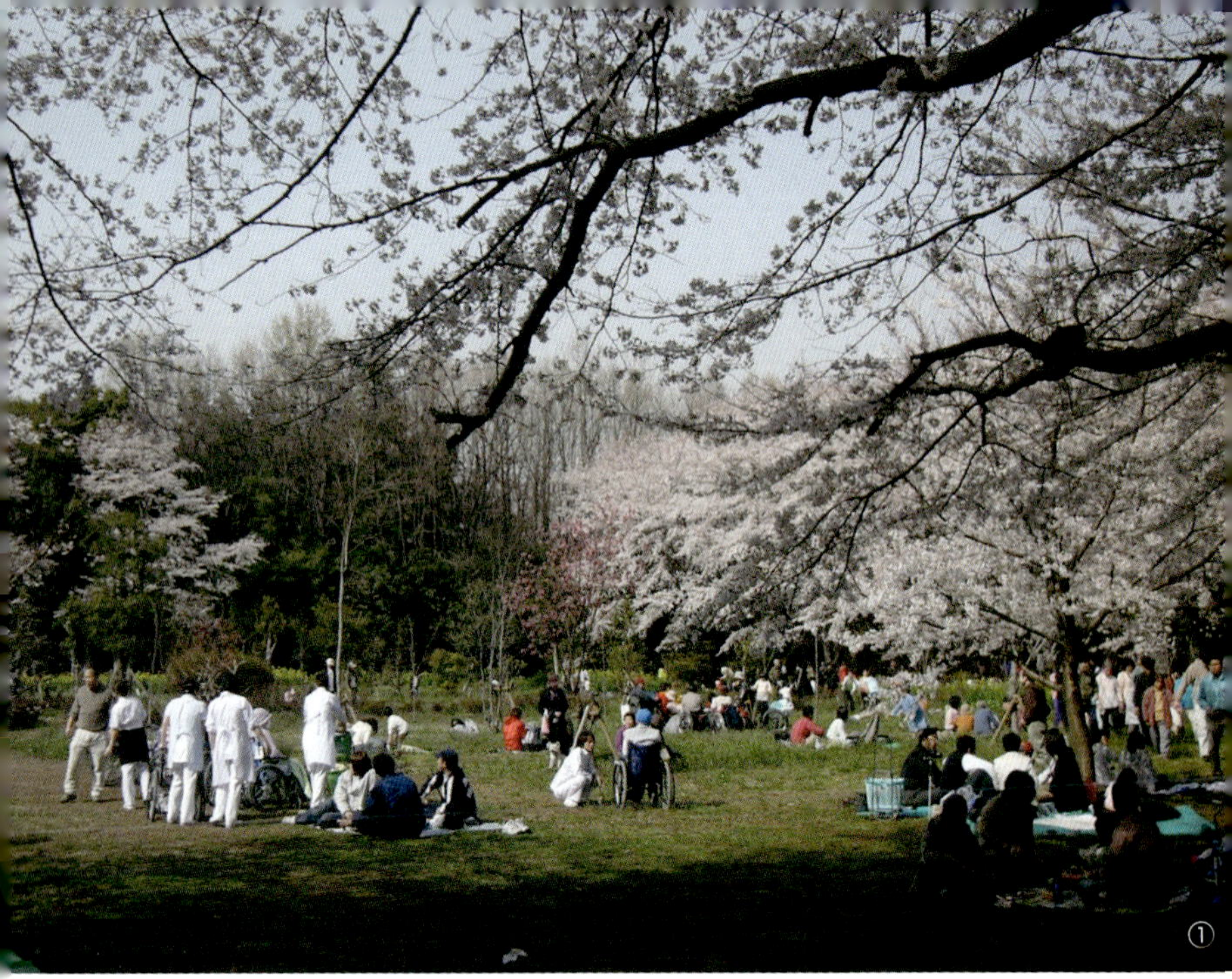

①

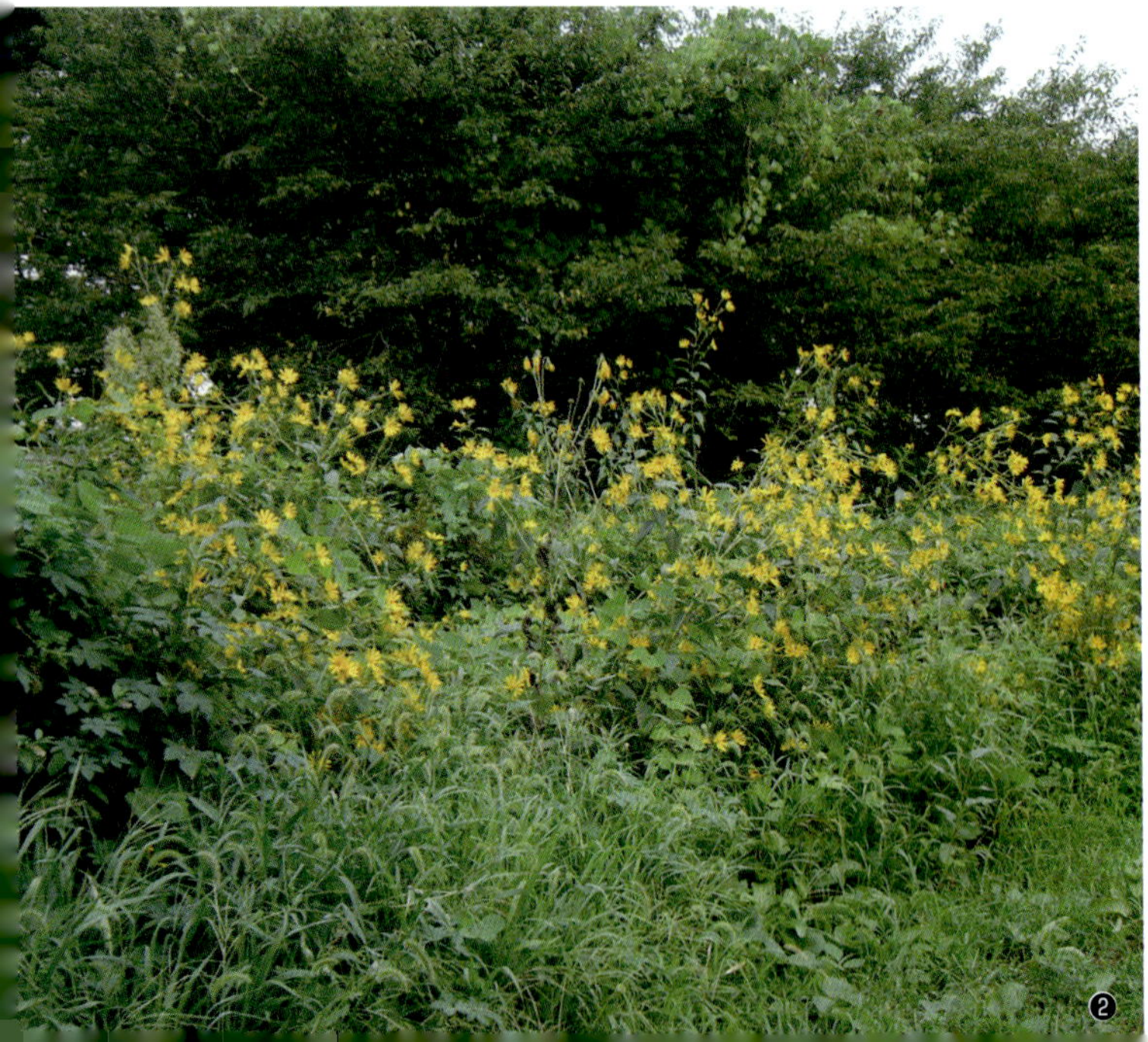

②

全生園の四季

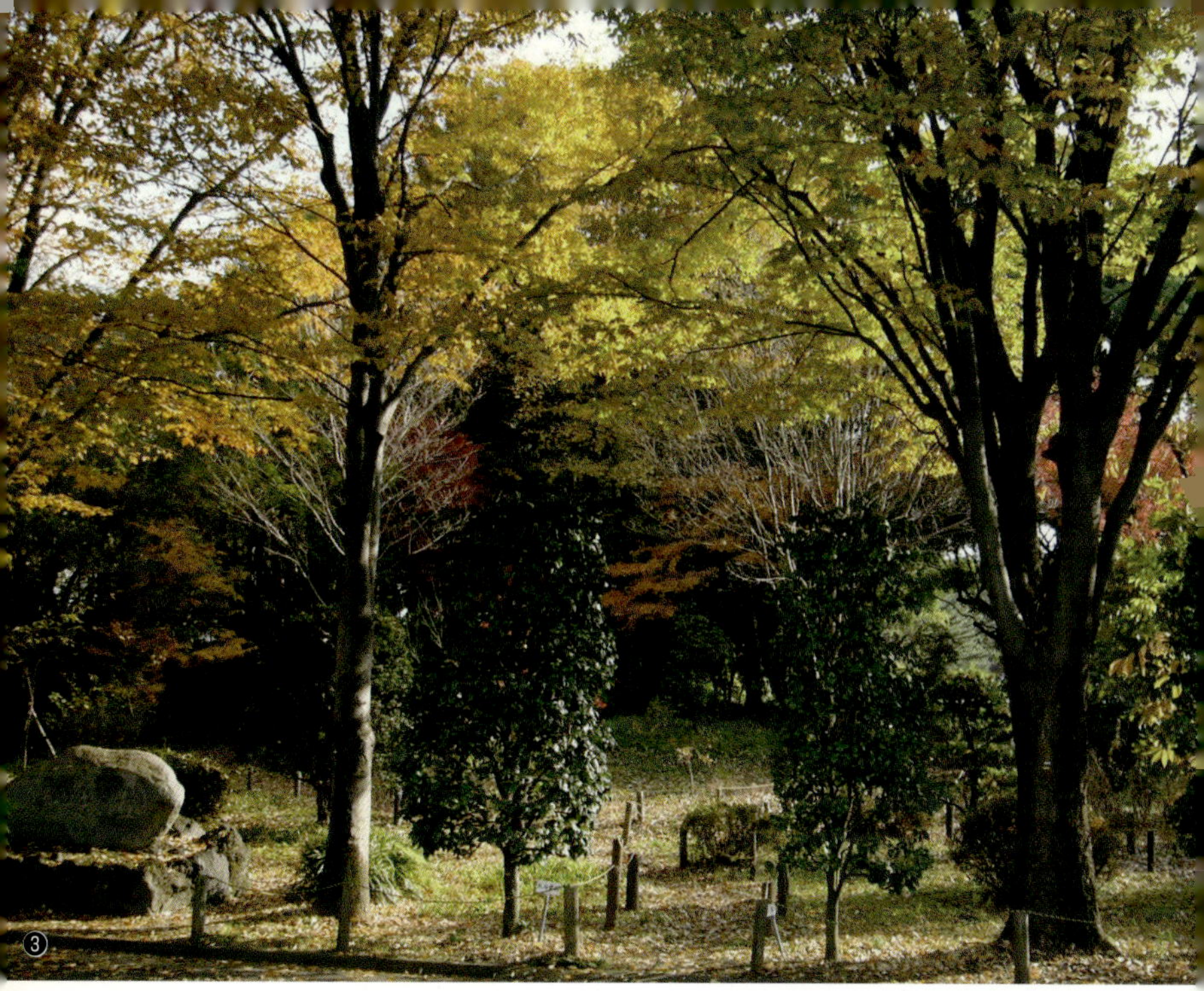

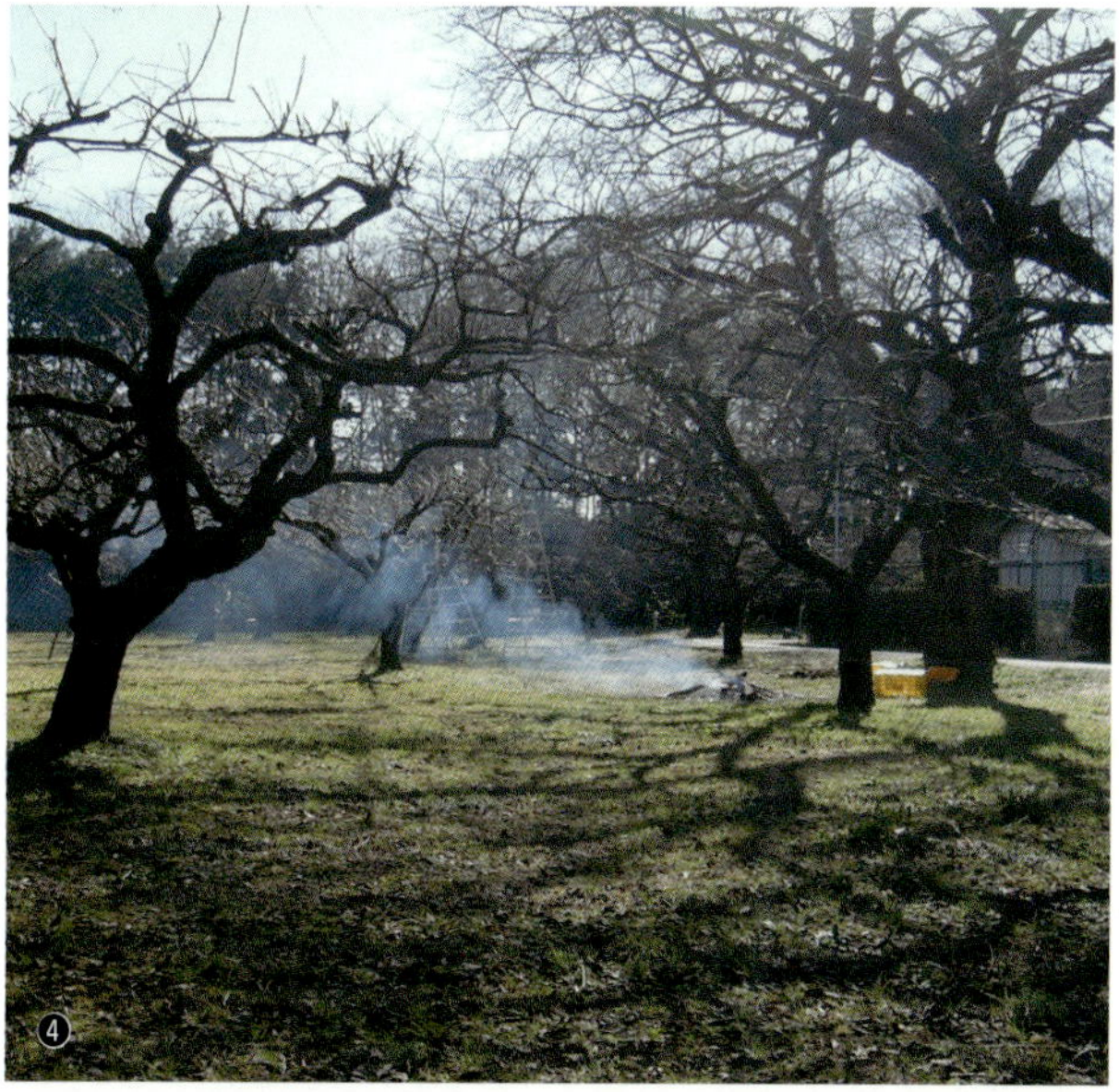

〈本扉〉『いのちの初夜』の著者・北条民雄が住んでいた秩父舎に生えていたカエデの木。背後は旧少年少女舎。

❶資料館前広場でのお花見（春）

❷県木の森近くのキクイモ（夏）

❸けやきの丘（秋）

❹東梅林（冬）

全生園の風景

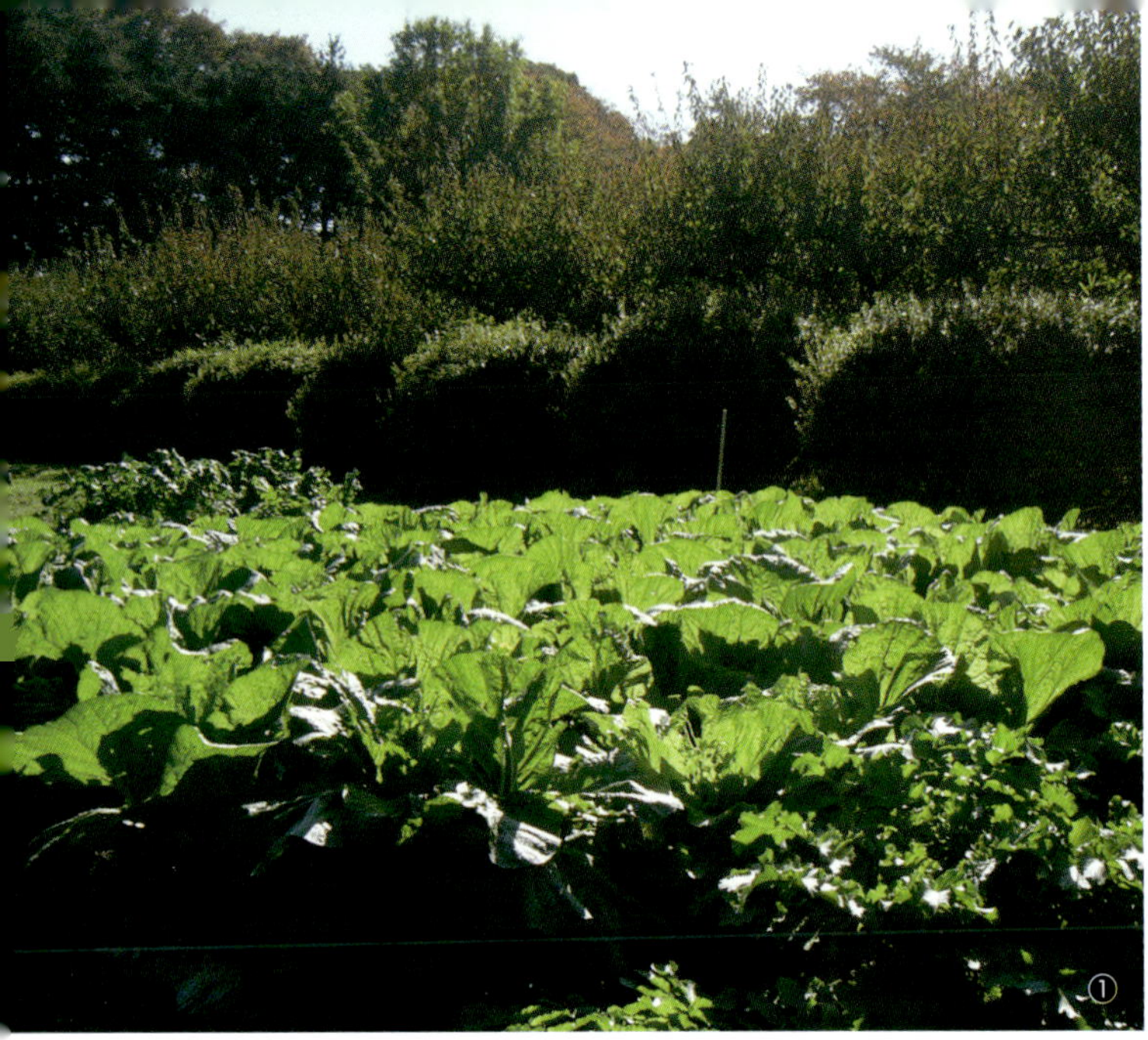

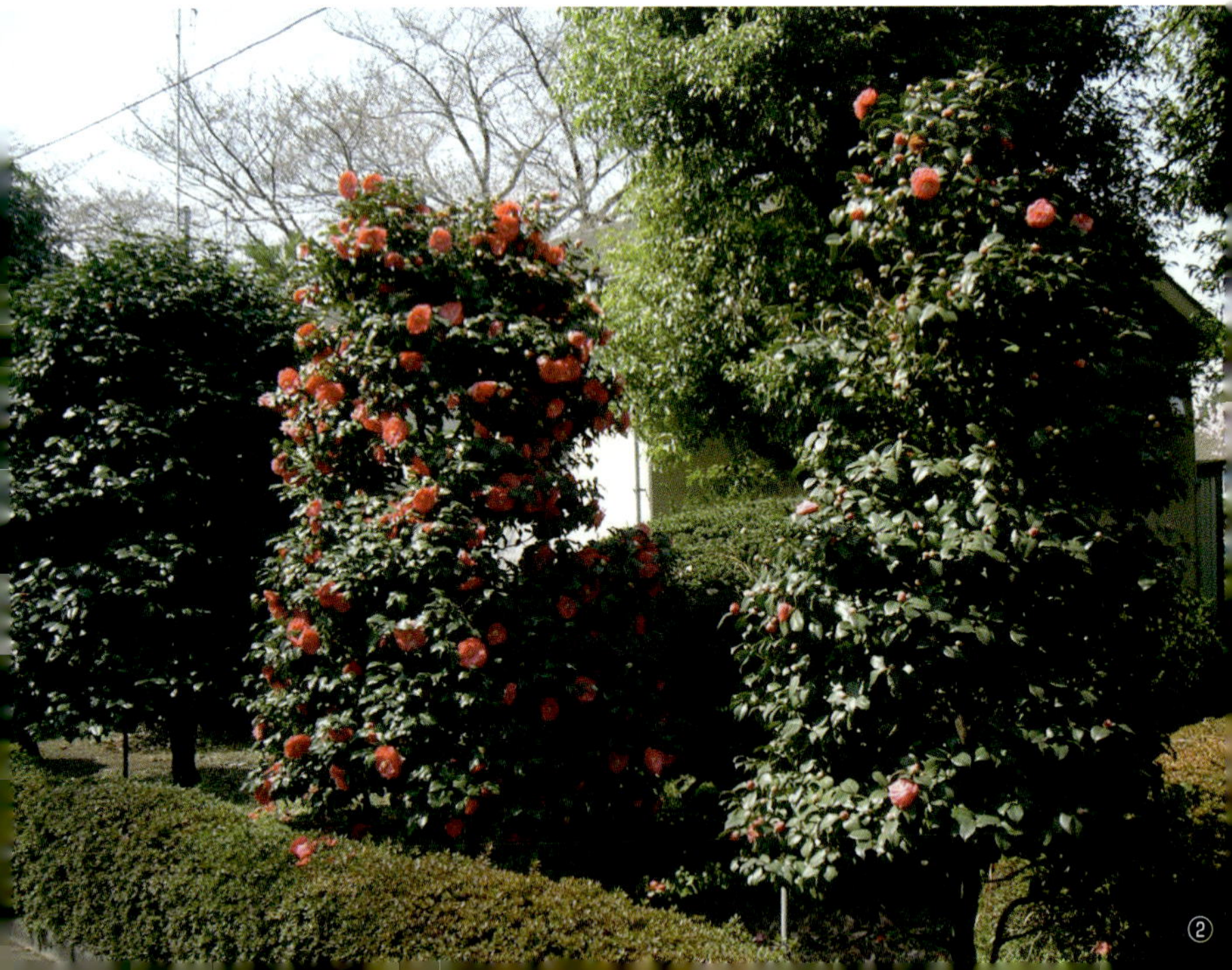

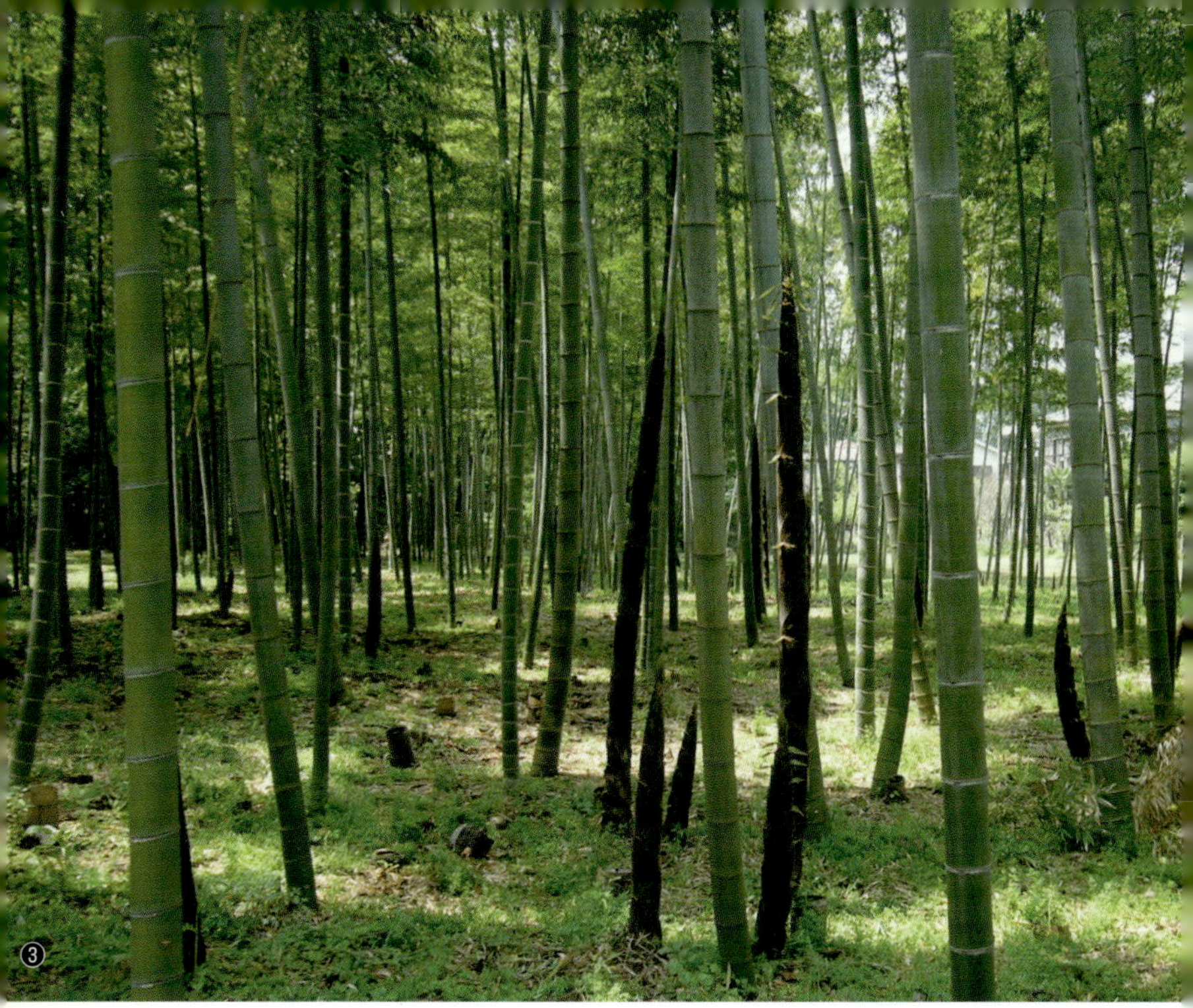

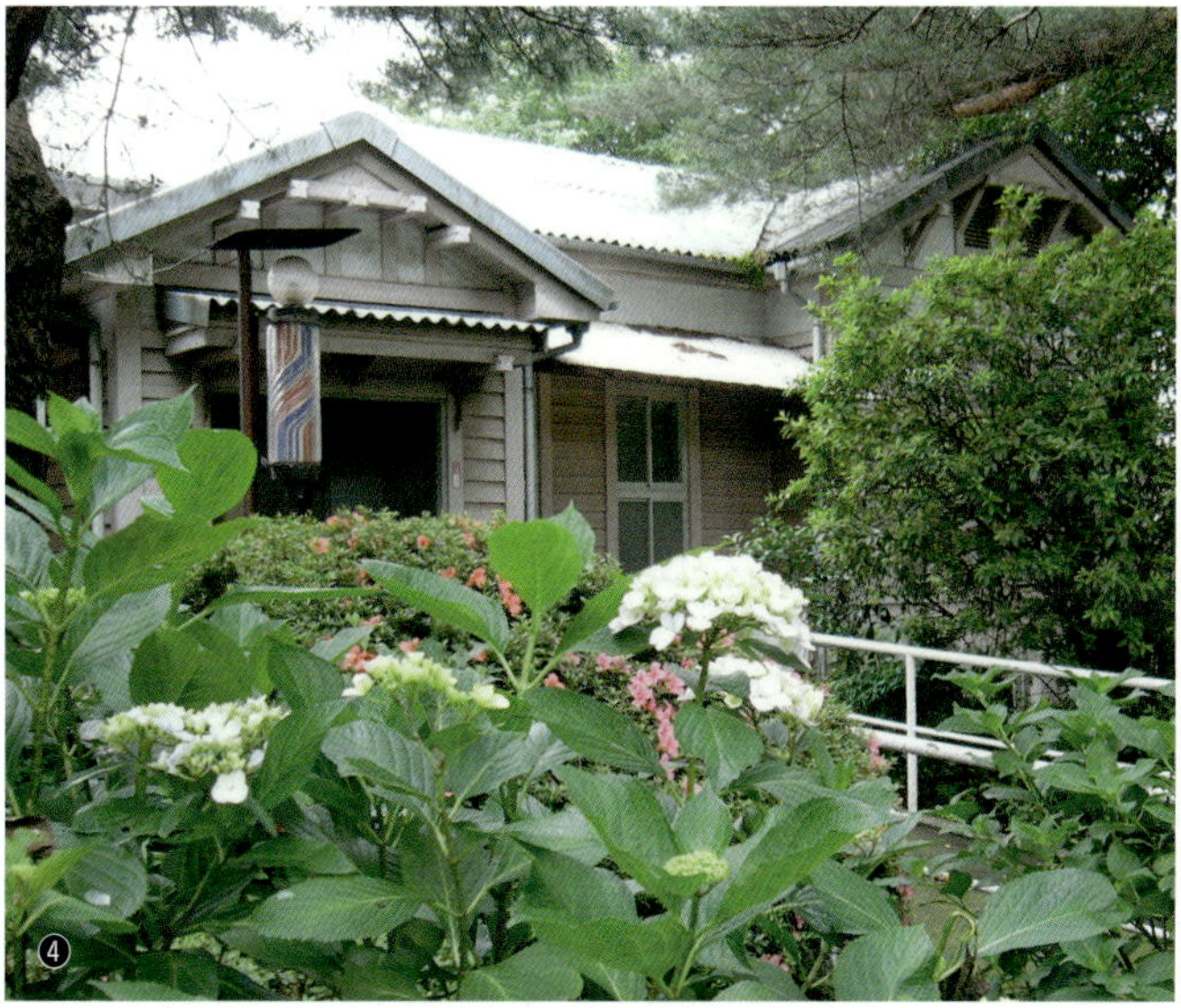

❶耕作地の小松菜
❷一人一木運動のツバキとサザンカ
❸園北側の竹林
❹旧図書館、現理・美容院玄関

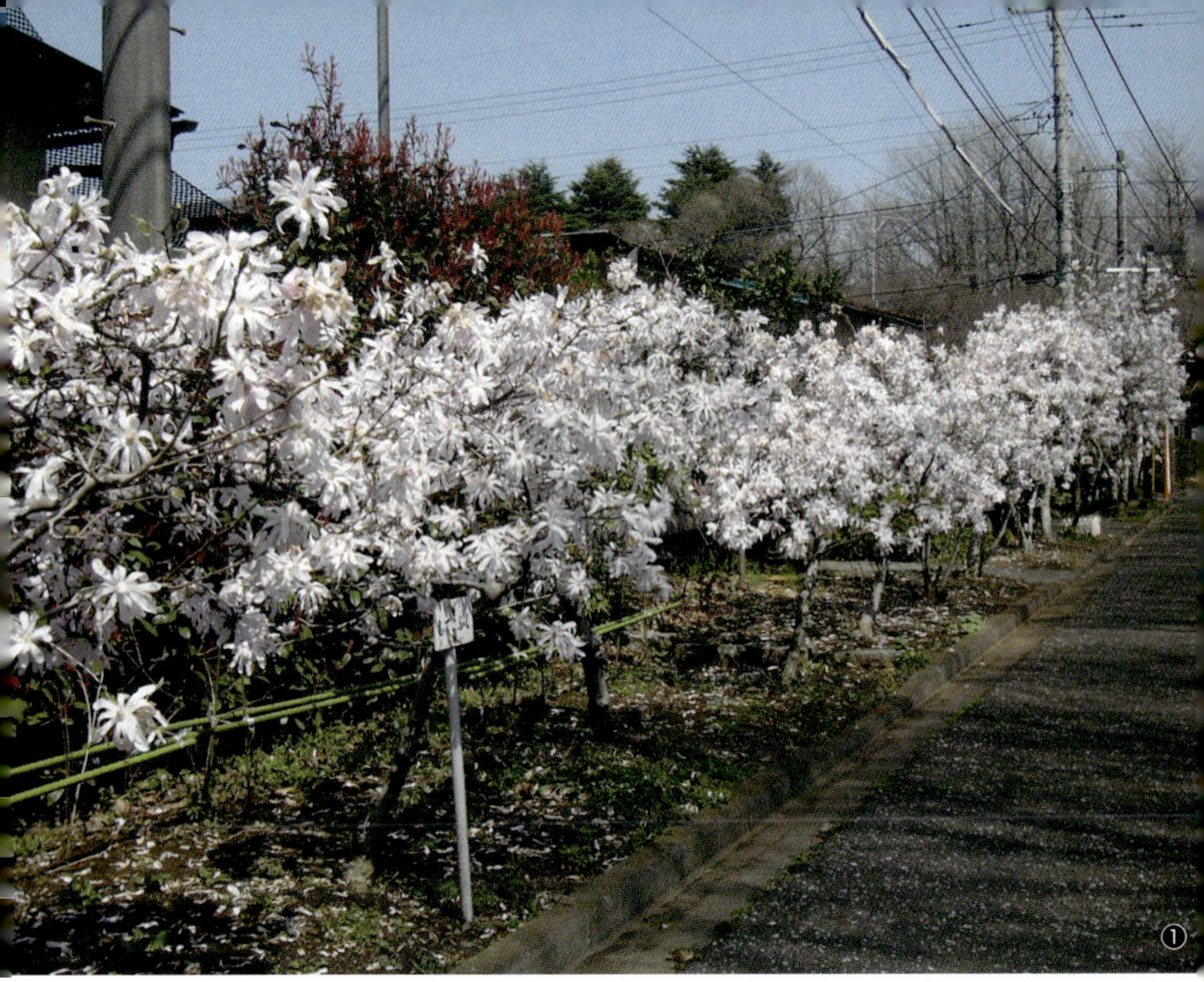

①

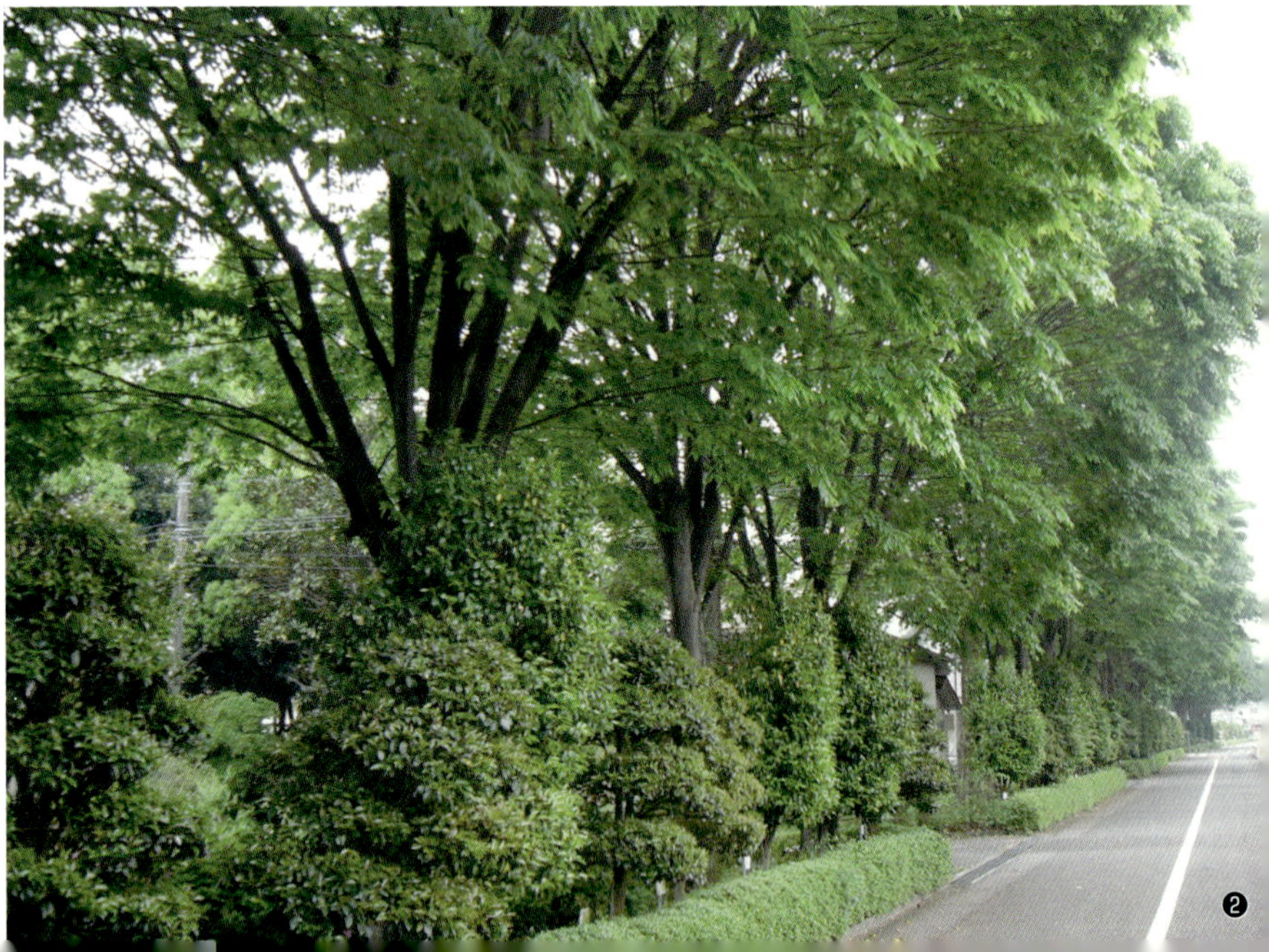

❷

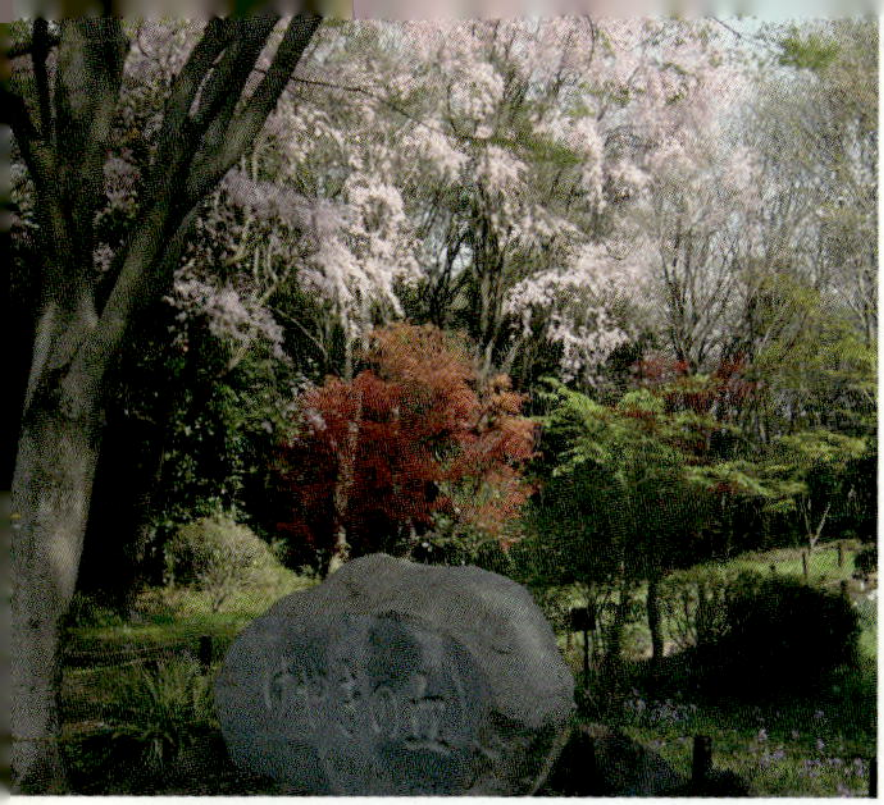

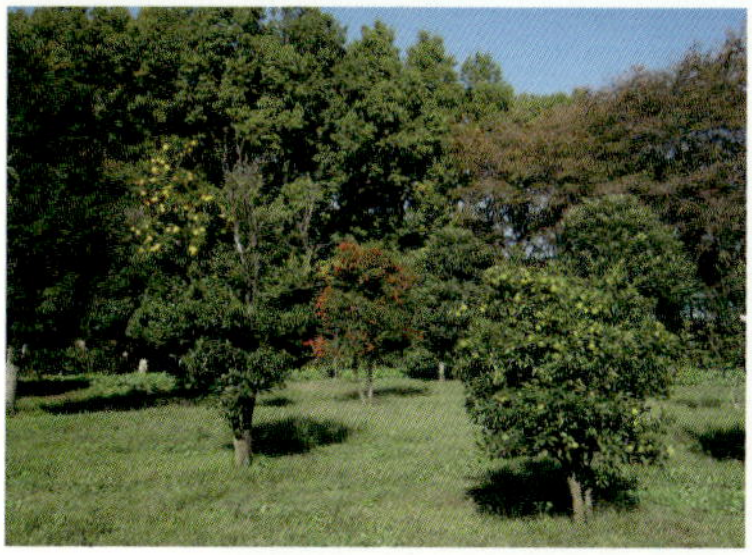

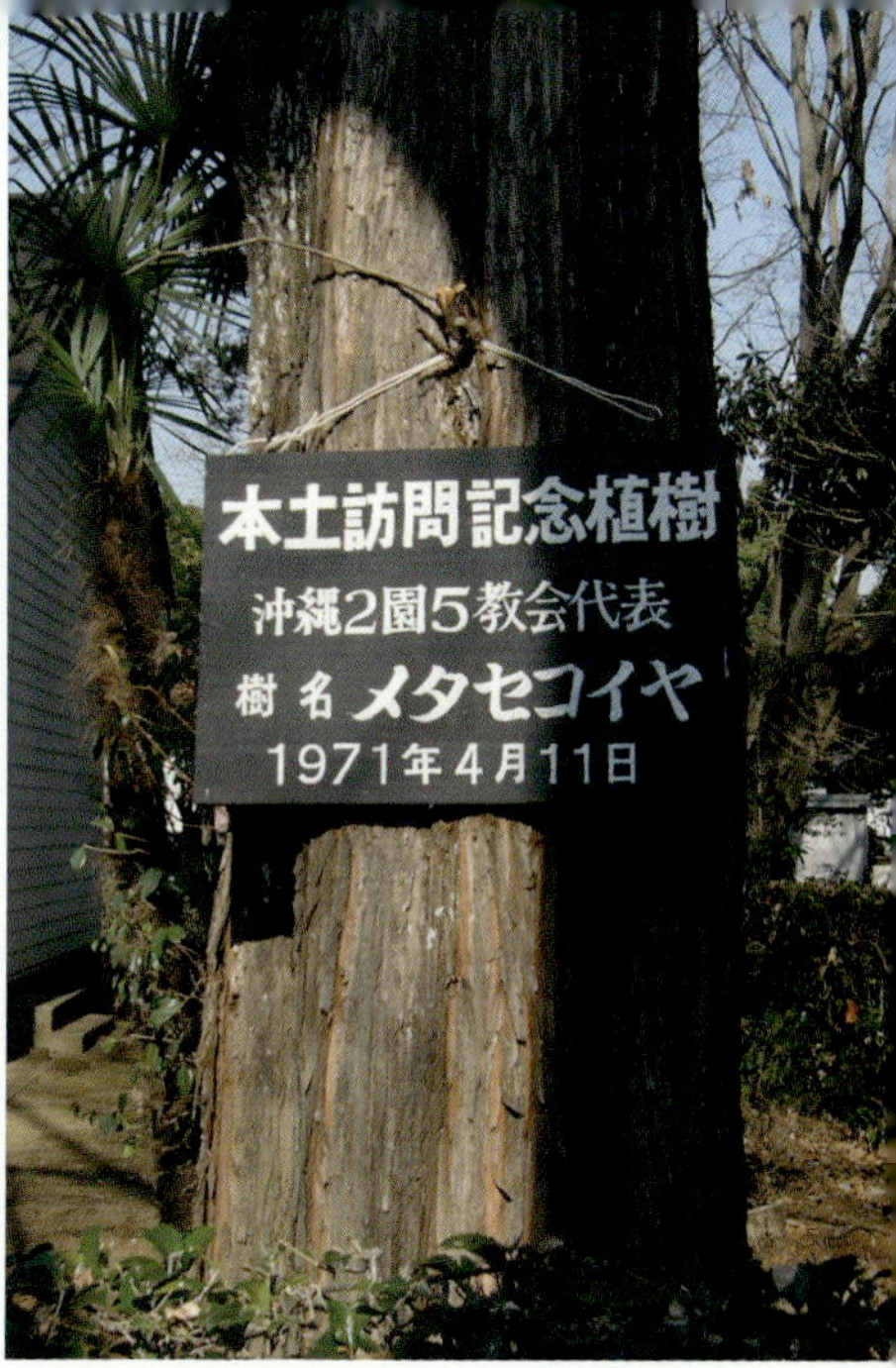
本土訪問記念植樹
沖縄2園5教会代表
樹名 メタセコイヤ
1971年4月11日

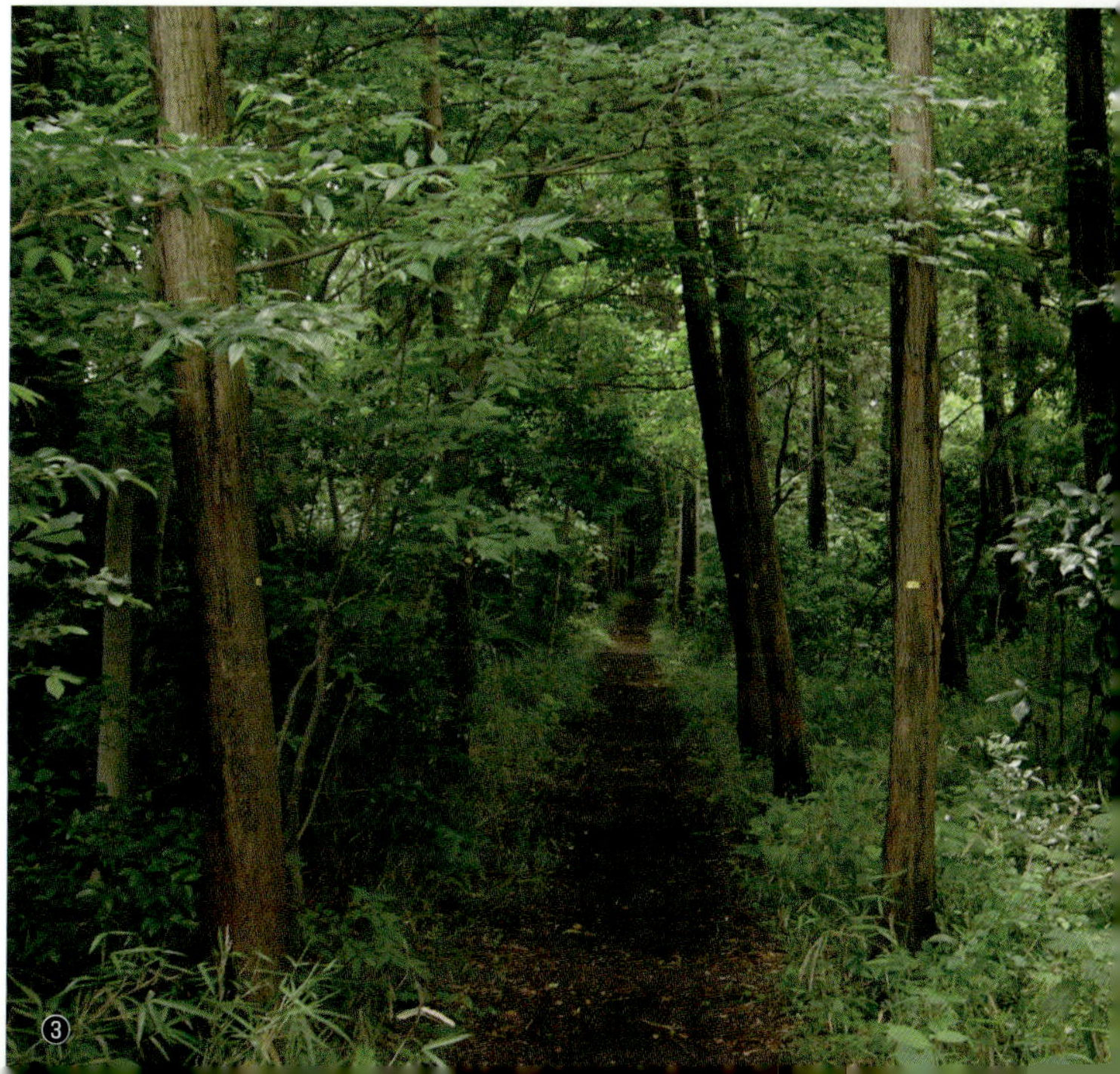
③

❶中央通りのシデコブシ
❷中央通りのケヤキ並木
❸ポット苗で育てたヒノキ

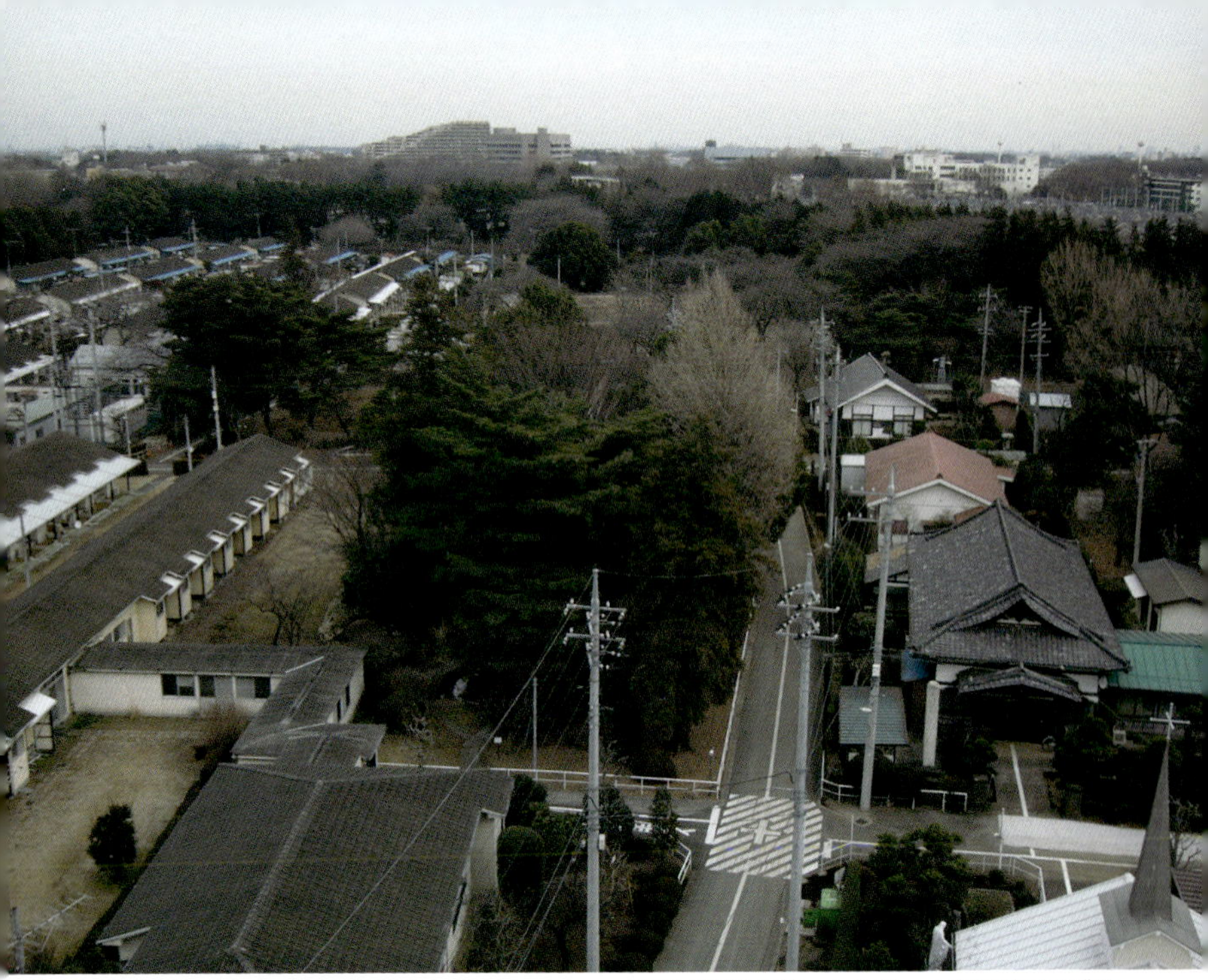

高架水塔より第一センターと宗教地区の眺め

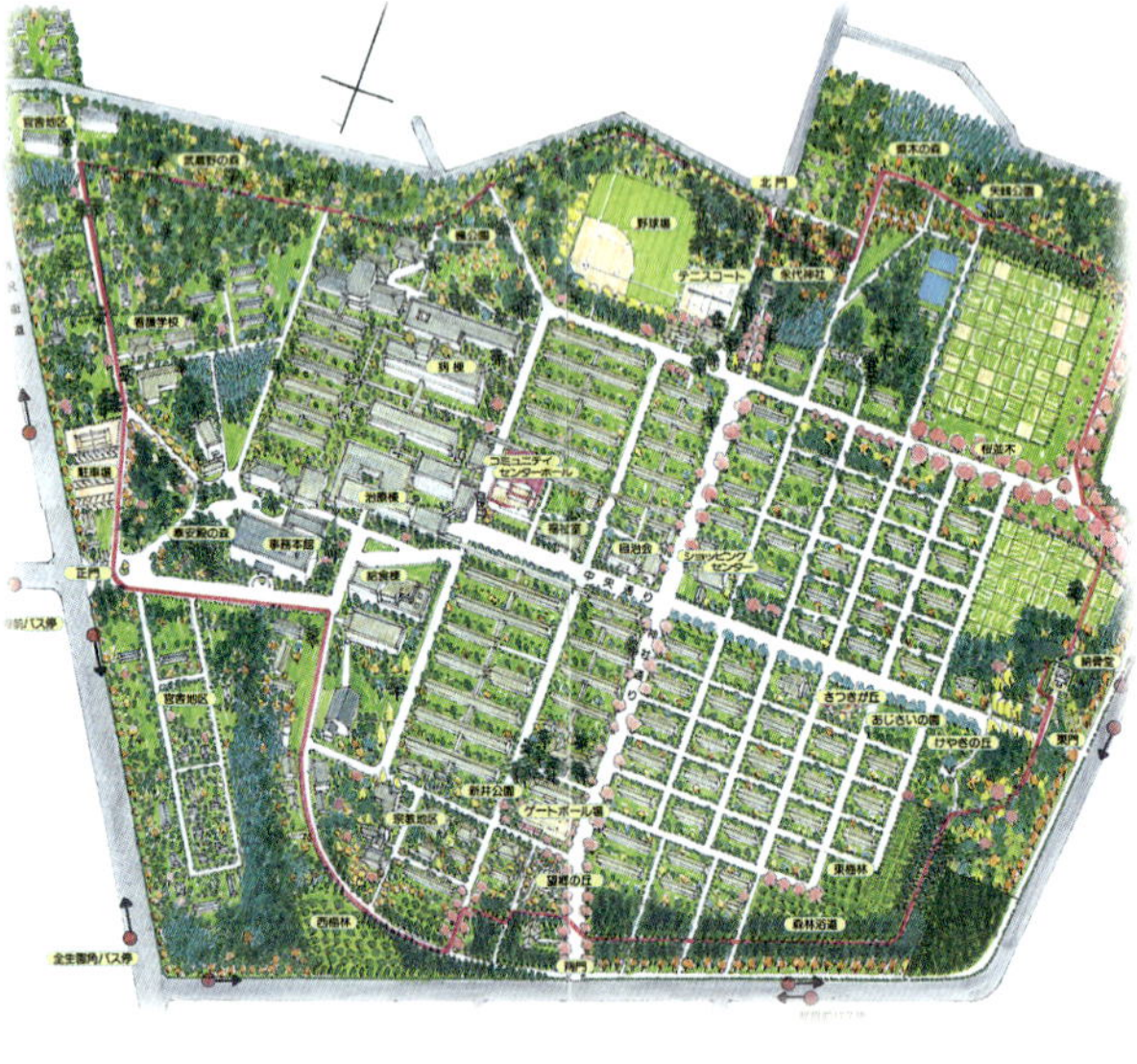

多磨全生園全景

多磨全生園・〈ふるさと〉の森＊目次

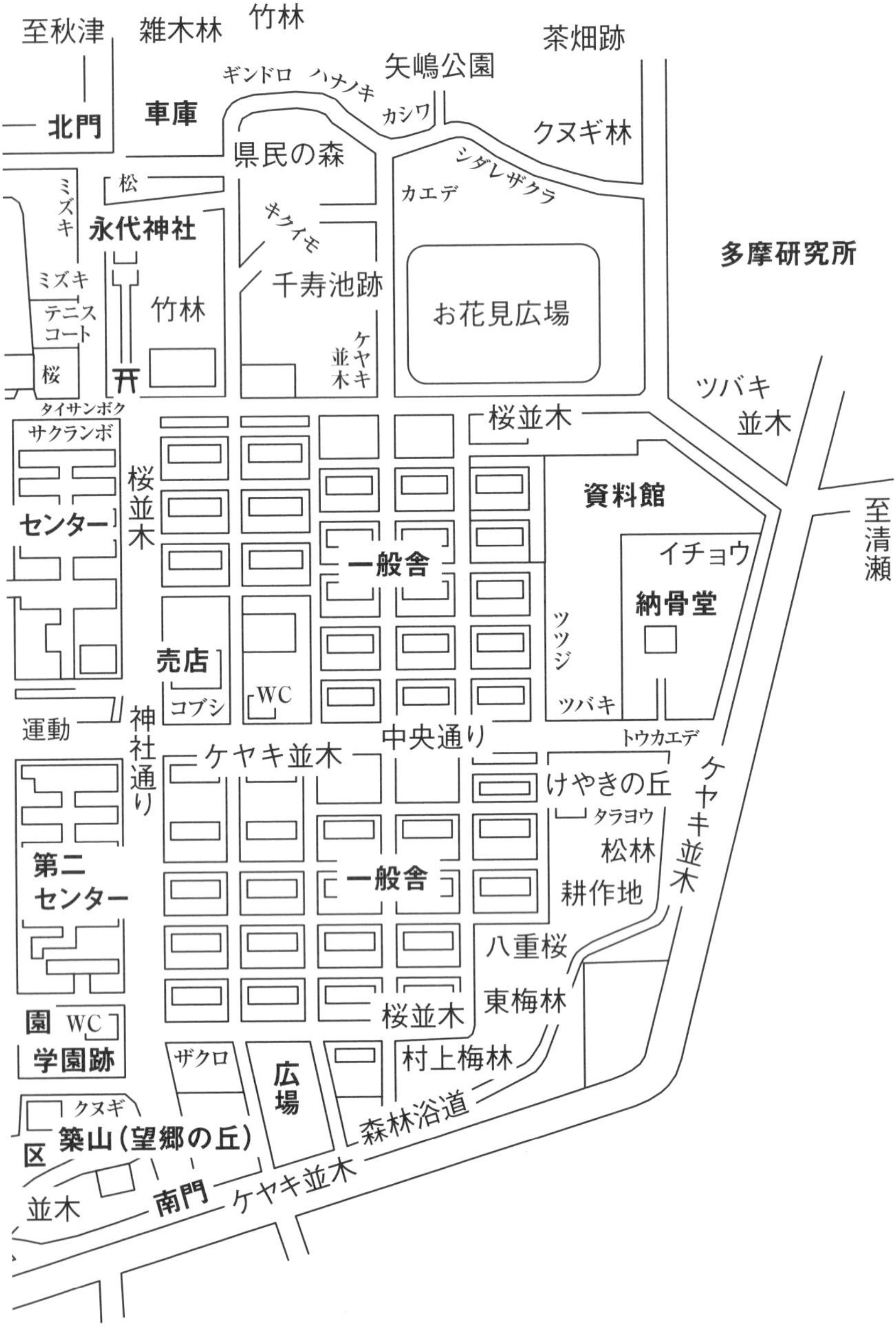

至秋津
雑木林
竹林
茶畑跡
矢嶋公園
ギンドロ
ハナノキ
カシワ
北門
車庫
クヌギ林
県民の森
シダレザクラ
カエデ
松
ミズキ
永代神社
キクイモ
多摩研究所
ミズキ
千寿池跡
お花見広場
竹林
テニスコート
ケヤキ並木
桜
ツバキ並木
タイサンボク
サクランボ
桜並木
資料館
至清瀬
センター
桜並木
一般舎
イチョウ
納骨堂
ツツジ
売店
WC
コブシ
ツバキ
運動
神社通り
トウカエデ
中央通り
ケヤキ並木
けやきの丘
タラヨウ
松林
第二センター
一般舎
耕作地
ケヤキ並木
八重桜
東梅林
園
WC
桜並木
学園跡
ザクロ
広場
村上梅林
クヌギ
森林浴道
築山(望郷の丘)
区
並木
南門
ケヤキ並木

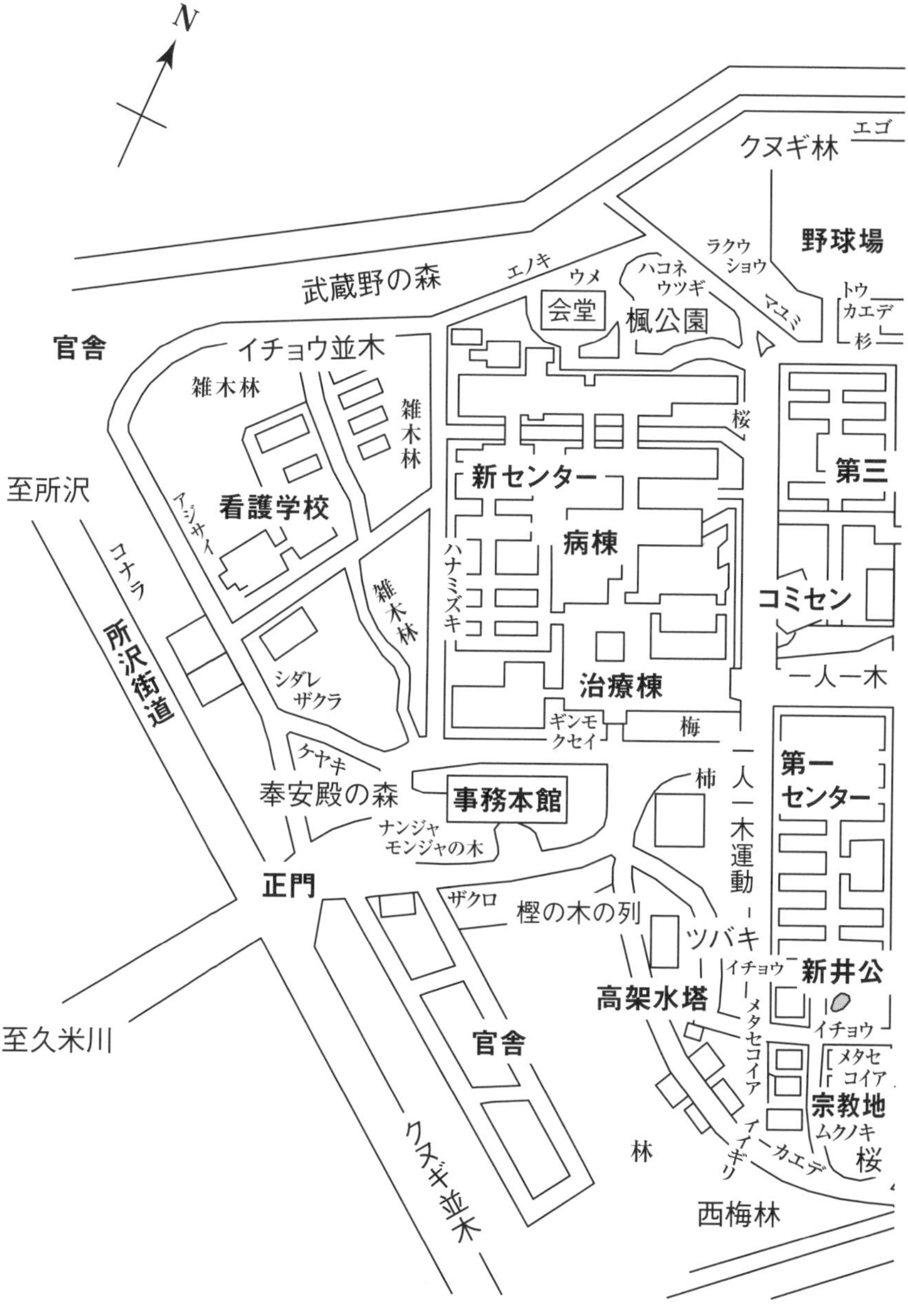
N
武蔵野の森
クヌギ林
エゴ
野球場
エノキ
ウメ
ハコネ
ウツギ
ラクウ
ショウ
マユミ
トウ
カエデ
杉
会堂
楓公園
官舎
イチョウ並木
雑木林
雑木林
桜
看護学校
新センター
第三
至所沢
アジサイ
病棟
コナラ
ハナミズキ
コミセン
雑木林
所沢街道
治療棟
一人一木
シダレ
ザクラ
ギンモ
クセイ
梅
ケヤキ
柿
第一
センター
奉安殿の森
事務本館
一人一木運動
ナンジャ
モンジャの木
正門
ザクロ
樫の木の列
ツバキ
イチョウ
新井公
高架水塔
メタセコイア
イチョウ
至久米川
官舎
メタセ
コイア
宗教地
ムクノキ
林
イイギリ
カエデ
桜
クヌギ並木
西梅林

多磨全生園樹木調査報告書（2006年３月　松村園芸株式会社）より

幹周30cm以上の樹木の、樹種、幹周(高さ２ｍ)、樹高(目算)、樹勢の調査。

生木148種、6077本		
サワラ	1022本	17%
サクラ	508本	8%
コナラ	279本	5%
シラカシ	277本	
アカマツ	276本	
ケヤキ	203本	

	全体	南東	南西	北西	北東
常緑針葉樹	2021	483	627	519	392
常緑広葉樹	1237	318	292	216	411
落葉針葉樹	16	0	6	2	8
落葉広葉樹	2647	362	796	924	565
特殊樹木	156	10	31	49	66
合計	6077	1173	1752	1710	1442

注目すべき樹木	個体番号	幹周cm	樹高m
マメガキ	A163	78	8
ヒトツバタゴ	B5	71	10
ヒトツバタゴ	B20	109	10
フェイジョア	B40	67	10
タラヨウ	B46	67	17
トベラ	C142	33	4
カツラ	C362	85	6
ユズリハ	C623	98	8
ハリモミ	C821	53	10
カシワ	C875	82	7
センダン	C885	80	10
ドロノキ	C916	258	18
ハナノキ	C902, 903, 904	121, 57, 75	15, 12, 13
ミズメ	C944	112	12
サワフタギ	D69	39	3
ヌルデ	D222, 224, 225	62, 93, 70	10, 11, 8
ナツメ	D244	78	8
ミズキ	E525, 526	118, 147	18, 20
タギョウショウ	E980, 985	75, 99	7, 7.5
オオムラサキツツジ	F512	140（20×10）	3.5
クロガネモチ	G538	105	12
イヌブナ	C220, 221, 224, 225, 227		
ユリノキ	H96	219	17
トウヒ	H146	93	15
サイカチ	H153	62	48

	太さ順			高さ順		
順位	樹種	幹周	個体番号	樹種	樹高	個体番号
1	サクラ	470	C248	ケヤキ	30	F275
2	サクラ	430	C275	ケヤキ	30	F285
3	サクラ	344	C247	ヒマラヤスギ	30	F268
4	サクラ	341	C249	ヒマラヤスギ	30	F294
5	サクラ	337	C244	メタセコイヤ	30	F316
6	サクラ	335	C235	アカマツ	28	F299
7	サクラ	330	C236	ケヤキ	28	F342
8	サクラ	324	G231	イチョウ	26	A917
9	サクラ	322	C245	アカマツ	25	C25
10	サクラ	315	C234	アカマツ	25	F189
11	サクラ	311	C240	アカマツ	25	F402
12	ムクノキ	303	G754	アカマツ	25	F517
13	クヌギ	287	F18	アカマツ	25	F521
14	ケヤキ	274	F533	アカマツ	25	F584
15	ケヤキ	271	G957	イチョウ	25	A916
	イチョウ	268	C97	イヌシデ	25	F124
	イチョウ	267	A917	クヌギ	25	F123
	シラカシ	264	E913	クヌギ	25	F27
	メタセコイヤ	261	H110	クヌギ	25	F28
	アカマツ	259	F308	クヌギ	25	F356

序章　全生園の四季

マンサクは、春一番にまず咲くからその名があると言う。小さな瓢箪池のある新井公園の奥に大きなマンサクの木があり、春一番の花は色がやさしい。ロウバイが先に咲くときもある。周囲を見渡すとツバキの花がちらほら咲き始めている。〝春一番〟が何かは、見る人の関心によるのかもしれない。

多磨全生園《ぜんしょうえん》は、東京郊外の東村山市青葉町にある。全生園へ行くには、西武池袋線清瀬駅か東日本鉄道武蔵野線新秋津駅から久米川駅行きのバスに、あるいはその逆に、西武新宿線久米川駅から清瀬駅か新秋津駅ないし所沢駅東口行きのバスに乗り、「全生園正門前」で下車するのが一般的だろう。（清瀬駅からは「ハンセン病資料館前」のバス停に先に着く）。徒歩だと、西武池袋線秋津駅か武蔵野線新秋津駅から最短ルート約一五分の道程で、園の北側裏門に着く。

ここでは正門から入ることにしよう。園に入ってすぐ目の前に園内地図がある。園内は広いので、ここで地図をしっかり頭に入れておきたい。その先、左に事務本館があり、本館の向かい側に「樫の木の列」の案内板が立つ。かつてこの横に深い堀があり、そこから先は「患者地区」と呼ばれ、入所者の出入りが厳しく監視された。しかしいまは、そうと教えられてもすぐにはわからない。突き当たりを左に行くと治療棟。いまここでは突き当たりを右に曲がり、前方右手にそびえる高架給水塔へ向かって左折し車止めを抜けると、いわゆる宗教地区に着く。キリスト教や仏教の会堂が建ち並んでいる。左に瓢簞池と〝御歌碑〟のある新井公園、道を隔てて旧学園跡（二〇〇八年一月校舎解体）、その向かいに〝望郷の丘〟とつづく。さらにその先に広場があり、左手に健康舎、右手は林になっている。この林は、本文で詳しく述べるが、ポット苗方式で入所者が植樹したものである。

以下に、ここ数年の花の満開日と紅葉の盛期を紹介するが、＊印をつけた花はこの南地区で見られる。たとえば、新井公園のサンシュユとマンサク、旧百合舎の白梅とオーニソガムラ、西梅林の白梅と初冬に見られるイイギリの実、学園と築山周辺の桜、村上梅林の紅梅白梅と八重桜、ケヤキの丘の枝垂れ桃や枝垂れ桜、コブシ、ナンジャモンジャ、納骨堂のイチョウの黄葉、などなど。

納骨堂の裏道を抜け、ハンセン病資料館を過ぎると、左手に「昭和三〇年に植えられた」と看板にある古木の桜並木がつづく。三月末から四月初旬のお花見の季節には、近隣住民のみならず遠くからも、今では一万人近い花見客が訪れる。近くの病院や養護施設からも大勢散策に来る。入所者により耕作地に植えられた小松菜の黄花と対照して、桜はことのほか美しい。古木ゆえに高木の桜なので、花びらが舞うと文字通りの花吹雪と化す。

耕作地の北側は雑木林がつづくが、ここにはハンセン病療養所の歴史が詰まっている。東北隅に密生する灌木は、良く見るとほとんどがお茶の木だ。ここはかつて入所者が飲むためのお茶畑だったが、いまは〝お茶林〟になっている。クヌギ林を西に抜けると矢嶋公園に出る。開園当時は池があり東屋もあったというが、近隣の不良少年たちによって荒らされ放火までされて、いまは「跡地」でしかない。しかし、入所者が思いを込めて植えたカシワの木や枝垂れ桜、シュロの木などが当時を偲ばせている。石畳を踏んでさらに西に進むと「県木の森」となる。病気でふるさとを追われ、完治しても偏見ゆえにふるさとに帰ることのできない、ハンセン病療養所の入所者たちは、せめてふるさとが偲ばれる県木を植えようと、各県に依頼して寄贈された全国の木々が植えられている。北海道のエゾマツ、千葉県のイヌマキ、長野県のシラカバ、岐阜県のイチイ、愛知県のハナノキ、兵庫県・佐賀県・熊本県のクスノキなどなど。気候に合わないのか、香川県のオリーブや宮崎県のフェニックス、沖縄県のリュウキュウマツなどは残念ながらいまは見つからない。

永代神社裏の車庫の裏から、野球場を経て西北端の官舎までつづく林は、周辺地域と同じ武蔵野の雑木林が残り、クヌギやコナラ、エノキの林の中で、春には小さな野草が花をつけ、初夏にはエゴやミズキの花、夏にはミズヒキやヤブミョウガの花が咲く。

多磨全生園の森を〝体験〟するとき、欠かすことのできないコースがもう一つある。園の中央を走るケヤキ並木だ。ハンセン病資料館の入口から園東側垣根に沿って南につづくケヤキ並木の大木は、皇紀二六〇〇年記念に植えられた二六〇〇本のケヤキの生き残りだそうだが、中央通りのケヤキも一九七〇年に入所者の手で植えられたもので、いまは空を見上げる高さに成長した。そのケヤキ並木のあいだにツバキとサザンカが植えられている。これは、一九八二年四月と一九八三年三月に行われた一人一木運動の木で、入所者等一八〇名が一口一本五〇〇〇円で苗木を購入し植えたものだ。一本一本に名札がかかり、参加した人の名前が記されている。自分の植えた木が成長し花が咲くのを楽しみにしている人、亡くなられた療友や身内、患者さんを木で偲ぶ入所者や職員など、これらの木を前にして、いわゆる記念植樹とは異なる感慨を抱く人が少なくない。

さて、それでは早速〝多磨全生園の森〟に触れることにしよう。

一月二六日　ロウバイ*、ツバキ
二月八日　紅梅*、シナマンサク*、アセビ、スイセン
二月一九日　マンサク*、ツバキ
二月二三日～二七日　サンシュユ*、白梅*
三月八日　コブシ、寒緋桜
三月一一日　シデコブシ、ハクモクレン、小彼岸桜、シダレモモ、ウグイスカグラ

三月一六日　ユキヤナギ、ムラサキケマン、ボケ、スミレ
三月二六日　ヒメリンゴ、ナズナ、コブシ、フジザクラ、タチツボスミレ
三月二九日　カイドウ、桜、小松菜
四月一日　ハナノキ、カリン*
四月六日　ナワシロイチゴ
四月八日　桜吹雪、レンゲツツジ、クヌギ新芽、ケヤキ新芽
四月一三日　モクレン、八重桜、ツツジ、フジ、ボタン
四月一九日　シャクナゲ、ニリンソウ
五月一日　シャガ*、オーニソガムラ*、ナンジャモンジャ、シラン、ミズキ
五月一〇日　キショウブ
五月一五日　マユミ、シャボンソウ、サクラソウ
五月二二日　ハコネウツギ、ピラカンサ、バイカウツギ、ガマズミ、エゴ、ニガナ
五月二八日　カルミア、ビワ、サクランボの実、アジサイ、バラ、サツキ
六月六日　ドクダミ*、バラ
六月一一日　フェイジョア、ヒルガオ
六月一七日　ネズミモチ、ヒメシャラ、ゴンズイ

六月二六日　ガクアジサイ、サツキ、ホタルブクロ*、イモカタバミ、ネジバナ
七月一日　ヤブカンゾウ、タイサンボク
七月八日　ムクゲ、ユリ、タケニグサ、ルドベキア、クチナシ
七月二七日　シロムクゲ、ダイコンソウ*、ヒマワリ
八月一日　ヤブミョウガ、ワルナスビ、クサギ
八月七日　ヘチマ、ミズヒキ
八月一五日　キョウチクトウ*、タカサゴユリ、ザクロ実
八月二二日　タカサゴユリ、キクイモ、センニンソウ、ツルボ、フヨウ
九月一九日　ゲンノショウコ
九月二五日　キンモクセイ、ギンモクセイ、ヒガンバナ
一〇月二三日　ニシキギ紅葉、コスモス、柚子実、ウメモドキ実
一一月一一日　ツワブキ、マンリョウ実*、ムクロジュ葉
一一月二三日　カエデ紅葉、イチョウ黄葉*、クヌギやナラ黄葉、ヤマボウシ紅葉
一二月二日　トウカエデ紅葉*、ナンテン実、ケヤキ紅葉
一二月六日　ニオイコブシ黄葉、モミジ紅葉、アズサ黄葉*
一二月一二日　イイギリ実*、イチョウ落葉、メタセコイア黄葉*、ユキヤナギ紅葉

第一章　森のなりたち

多磨全生園《ぜんしょうえん》の前身である第一区連合府県立全生病院《ぜんせいびょういん》が東京府北多摩郡東村山村大字南秋津字開発地に開設されたのは一九〇九年（明治四二年）九月二八日であり、もうすぐ百年を迎える。

土地の人から「お山の監獄」と呼ばれた。記紀時代に遡るハンセン病者に対する社会的偏見・差別が国家権力によって強化徹底されたのは、一九〇七年三月制定の「癩予防ニ関スル件」および一九三一年四月制定の「癩予防法」によるものであり、さらには戦後の一九五三年八月に制定された「らい予防法」によるものである。これにより、退所なしの隔離、労働・奉仕、断種・堕胎などがハンセン病患者・療養所入所者に強制された。自然治癒すべき軽症者や治癒者も含め多くの患者が劣悪な医療体制と過酷な労働（患者作業）によって病気を再発させたり病状を悪化させたり、あるいは他のさまざまな病気やけがを併発させたりした。退所規定のない強制隔離により将来の希望が断たれ、自殺した者も少なくない。「民族浄化」の名のもとに、サーベルを下げた警察官による強制連行や貨物車による患者輸送、これ見よがしの消毒等でハンセン病への強度の恐怖心と偏見・差別を煽られた近隣住民ならびに国民一般によって患者家族への差別も激化し、二一世紀のこんにちでも本名を名乗れず、治癒しても故郷や実家に帰れない人がいる。一九九六年四月にらい予防法が廃止され、さらに国の行政責任を認めた国家賠償請求訴訟で原告が全面勝訴し政府も公式に謝罪したいまもなお、この状況に大きな変わりはなく、ハンセン病に対する社会の偏見がいまだ根強く残っていることは、二〇〇三年一一月の熊本県黒川温泉宿泊拒否事件後に療養所自治会に寄せられた大量の差別文書で明らかである。

日本におけるハンセン病の歴史をたどるとそれだけで数冊の書物を要するが、ここでは国立療養所多磨全生園の森の歴史とこの森を育てた入所者の思いに焦点を絞った。この森の木の一本一本に、ハンセン病療養所入所者の苦難に満ちた歴史が深く刻まれているからである。

本章では、最初に、年表形式によりこの森の歴史をたどる。第二節では、入所者と看護師の皆さんから森への思いを聞かせていただいた。第三節では、ハンセン病療養所での緑化活動ならびにその森の意義について若干の考察を試みた。

第一節　森の歴史

（1）前史

一九〇九年九月二八日、一〇万平方メートル強の土地に開設された全生病院は、患者・入所者の増大により、一九二二年に東南に隣接する山林畑地六万七二八一平方メートルを買収、さらに翌年に東側山林一万五四一八平方メートル、一九三一年に病院北側山林三万一三一五平方メートル、一九三七年に同隣接山林三万一一三三平方メートル、一九三八年に西北方山林三万三〇八〇平方メートルを次々に買収し、その規模を拡大していった[1]。

強制隔離政策を最初から主唱し、戦後もなおその強化を求めた中心人物は医師の光田健輔氏である。光田氏は全生病院開設時から医長として病院の運営を指導し、一九一四年には療養所長兼院長に就任、一九三一年二月に全生病院患者八一名を「開拓」のために引き連れて長島愛生園へ転任するまで、ここでみずからの絶対隔離思想を貫徹した。その表れの一つが、幅三・六メートル、深さ二・七メートルの入院者地区を囲む堀割と、掘り上げた土を盛った土堤であった。患者逃亡防止のため、土堤の出入りしやすい場所には棘のあるカラタチの木が植えられ（一九二四年）、職員地帯との境界には有刺鉄線が張り巡らされた。逃亡した者は監房に入れられた。大正末から昭和の初め、光田院長は、逃亡防止強化と作業簡易化のため、堀を掘らずに柊《ヒイラギ》を植えることを思いつく。一九六〇年頃には「背丈は伸びるにまかせ、幹は太く、枝は複雑にからみ合い、葉は隙間なく繁った」（『倶会一処』二一八頁）という状況であった。外からはなかが見えず、何者が住んでいるかと不思議に思われ近隣住民から恐れられた。他の園でも同様で、周囲を海に囲まれた島や断崖絶壁に阻まれた山奥の療養所は別として、平地では柊やカラタチのほか、刑務所を思わせる高いコンクリート塀で囲まれた。全生園の柊の垣根がいまの高さに切り下げられたのは、一九六〇年一月に起きた園内殺人事件以後である。[2]

一九二二年に近隣の雑木林を買収して土地を拡幅したあと、患者たちは汗と泥にまみれ手足に血を滲ませながらそこを農地に開墾したが、その際に出た根株と、患者地区を囲む堀割を掘った残土を園内に盛り上げてつくられたのが〈築山〉であり、そこに登ると、垣根の向こうに富士山や秩父の山並み、あるいは村人が荷車を引いたり畑仕事をしたりしているのが見えたという。また、二度と帰ることの許されない遠く遥かな故郷を思う場所ともなり、だれ言うとなくそこは「望郷の丘」と呼ばれた。

一九三四年三月二四日、寮舎北側に防風林として竹が植えられた。竹は、食用ならびに竹細工のために戦後も園内各所で植えられたほか、盲人の杖にも加工された。一九三六年三月二五日、依託療養中の外島療友七〇名より、在院記念に吉野桜苗木二〇〇本が寄贈され、永代神社外苑に植えられた[3]。一九四〇年八月、皇紀二六〇〇年の記念事業として園内四万二九七四平方メートルを公園として造成（永代神社、野球場、楓公園一帯）、同年一〇月一六日ケヤキ苗二六〇〇本が園周囲に植樹された[4]。

しかし、園内の多くの樹木が戦中戦後の困難な時期に汽缶場用ないし棺桶用材として伐採されたほか、一九四三年七月二六日には防空壕用材としても伐採された。他方で、一九四四年一一月七日警防団により園周囲にケヤキ苗三〇〇本が植えられたとか、一九四五年三月二五日檜苗を各舎に四本ずつ配給したとかという記録もある。また、予算削減によって、戦中戦後の一般社会の窮乏よりはるかに厳しい生存ぎりぎりの生活が強いられていたハンセン病療養所では、グランドや果樹園等を畑にしたのは言うまでもなく、隔離の象徴である「柊についた青虫まで食べた」（Tさん談）状況で、入所者による園内樹木の盗伐が繰り返され、「一九四七年一月一〇日園外雑木林の樹木及び落葉の盗害につき地主より抗議される」という事件も相次いだ[5]。

もちろん、戦中・戦後の混乱期だけではなく、そもそも一般に石油コンロやプロパンガスが普及するのはもっとあとの時代で、当時の主たる燃料は柴や粗朶であったから、雑木林の再生は必須であった。

以上は前史であり、これからが全生園の森の本史である。

（2）緑化活動

一九四八年三月八日、新規約による全生会役員選挙で選ばれた土田義雄執行部のもとに緑化委員会が設置され、園内各会や入所者から寄付を募り、山桜一〇〇本、吉野桜一〇〇本、しだれ桜一〇〇本、彼岸桜五〇本、八重桜五〇本、三ツ葉カエデ二〇本、カヤ五〇本が園内に植樹された(6)。一九五五年七月一日、園東北の隣接地に国立らい研究所が設立され、桜が記念に植樹された。一九五六年三月一八日、栗苗八〇本を納骨堂周辺に植樹。それとともに一九五六年度植樹計画として吉野桜一〇〇本、梅一〇本の購入が決定された。一九五七年三月五日、園の南面の柊垣沿いのケヤキ三五本を、バス道路拡幅に伴い永代神社裏その他へ移植。一九五九年三月、日本聖公会宣教百年記念植樹としてメタセコイア一本が日本聖公会礼拝所に植えられた。聖公会礼拝所内には、沖縄二園五教会代表が本土訪問記念として一九七一年四月一一日に植樹したメタセコイアも大きく育っている(7)。

一九五九年四月一〇日、東京都より杉苗一〇〇本、檜苗二〇〇本、ポプラ苗三五〇本、また、愛知県より桜苗三〇〇本が寄贈され、永代神社裏とグランド北側に植えられた。同年六月二三日、福島県よりタイサンボク五本が寄贈される（第一面会者宿泊所南側と自治会館北側に現存）。同年九月二七日、全生分教室の子どもたちにより園内の樹木に六六枚の名札がつけられた。学園関係者による名札掛けは翌年もつづけられた。[8] 一九六〇年一一月二四日、愛知県人会の斡旋により藤楓協会愛知県支部より栗苗二〇〇本が寄贈され、火葬場前の空地等に植樹。こうした動きはその後もつづき、一九八三年には、自治会緑化委員会の呼びかけで「県木の森」運動が展開され、各都道府県から県木が贈られた。たとえば、一九八四年三月二七日に秋田県庁職員が秋田杉三本を持参、北海道庁職員もエゾマツ三本を持参、いずれも研究所西側に植樹。同年六月までに四二都道府県の木が寄せられた。[9] しかし、当地の気候風土に合わず枯死する木もあり、また、珍しい木が盗まれることもしばしばあった。

プロミン治療の効果で全生園でも軽快退所者が毎年三〇名前後出たが、菌陰性ながら種々の事情で退所できない入所者は労務外出し、東京オリンピックとその後の高度経済成長による労働需要アップで園内作業賃とは比較にならない高収入が得られた。一九七〇年度にようやく軽症者慰安金が政府から支給されるようになったが、労務外出できる者とできない者との経済格差は縮まらず、さらに軍人恩給や、在日朝鮮・韓国人入所者への年金非支給などの問題も加わって、園開設以来の相愛扶助に基づく園内秩序にヒビが入ったといわれる。他方、その溝を埋めるように各種の同好・親睦団体が結成された。舞踊の会、カメラクラブ、釣りクラブ、第三センター花と木の会、テニスクラブ、生花会、お習字の会、陶芸の会、老齢者の会、カークラブ、傷痍軍人会、各派宗教団体、政党支部等々。さらに俳句会や短歌会を中心とした文芸作品の公開、著作出版も盛んに行われた。

一九七一年三月一〇日、入所者自治会に設置された緑化委員会は、五万円の予算を計上し、全部で一万六〇〇〇本三〇〇種（桜一八〇本、ケヤキ一〇〇本、杉一三〇本、コブシ五〇本、檜一三〇〇本、松四〇〇本、ツツジ五五〇本、梅七〇本、柿その他の若木）の植樹を開始した。[10]委員長は山下十郎氏であった。山下氏は、みずからの年金や軍人恩給等の私財を園内の緑化に投じ、入所してからの半生を緑化運動に捧げた。一九八二年一二月一三日、寮舎整備により日照の問題が生じ、御歌碑近くの株立モミジを伐採するか否かと関係者を悩ませたとき、費用五〇万円を寄付して移植し伐採をまぬがれさせたのも山下氏であった。

柊の垣根が低くされた一九六〇年以後少しずつ園内外の交流が始まり、とくに四月のお花見の季節には外から大勢の市民が桜見物に訪れるようになった。一九七三年「特別作業で八千代通りに面した畑をつぶし、芝種子を蒔き、桜並木を芯に公園のようにした」結果、「ベンチが外からの人たちに使われていることが多く、気のいい不自由寮のおばあちゃんなど、遠くから眺めただけで帰ってゆく」という皮肉な事態も生じるようになった（大竹章『無菌地帯』四五七頁）[11]。

一九七三年一一月発行の『東村山市樹木・樹林調査実態報告書』により、当時の全生園の森の実態を見ておきたい。全生園のある青葉東地区の樹林面積は一七万二七〇〇平方メートルで、全体の二四・七パーセント、一平方キロメートル辺りの樹木五二一本すべてが全生園内にある（松二四本、ケヤキ四本、イチョウ九本、桜一本、サワラ五本、その他九本）。直径五〇センチ以上の樹木は三七三本、うちケヤキ二三二本、松六〇本。樹林内の大樹は松一三本、イチョウ五本、サワラ一本、その他二本、計二一本である。太さ別では五〇～六五センチが四六本、七〇～八五センチが五本、九〇センチ以上が一本である。全生園敷地内西端では直径五〇センチ以上の樹木数八六〇〇、優先種はコナラとエゴ。正面玄関付近は樹木数九〇で、松の大木が多い。北部は、グランドや庭園風につくられ散歩道があり、芝生が多い。樹木数一一〇〇、優先種クヌギ、松、ケヤキなど。永代神社境内は樹木数八〇〇、優先種は松と檜。東北部は全生園の畑、北には広大な樹林が数箇所ある。樹木数一二〇〇、優先種はコナラとエゴだが、管理不良とある。東端は、「全生園の墓」があり、手入れがよく行き届いている。樹木数六〇〇、優先種はイチョウと松。最南端は、ゴミ捨て場や資材置き場があり、管理不良。樹木数八〇〇、優先種コナラ。北西部は周囲に全生園の建物が散在。北から西にかけて樹林。樹木数三〇〇、松の大木が散在している。

一九七七年七月五日、皇太子・美智子妃夫妻来園、新井公園の歌碑の前にカエデの苗木を記念植樹。夫妻は天皇皇后になったあとの一九九一年三月四日に再来園。この来園を記念し、九一年四月八日に緑化委員会はハナミズキの苗木二本を本館東側に植えた。

一九八〇年五月一六日、千寿池完成。空堀川に捨てていた、浄化槽で濾過した水を転用した池で、フナを放流、入所者が釣りを楽しんだ。その後、危険だとか水の無駄遣いだとかの声が上がり、現在は埋められて千寿池は存在しない。（防火用水としては残っている。）

一九八一年一一月に国本衛氏が自治会の環境衛生部長に就任し、緑化委員長を兼務するようになって、園内の緑化活動はさらに活発に、そして計画的に進められるようになった。一九八二年四月四〜五日、中央通り沿いに一人一木運動（一本一口五〇〇〇円）のツバキとサザンカの苗木が一斉に植えられた。第一次申込みは七三口であった。一九八三年三月三一日に第二次植樹が行われ、第一二五番まで植えられた（最終的に一八〇人が申込む）。一本一本に申込者の名前が記された名札が掛けられた。苗木は現在三メートルほどに成長している。偏見・差別による複雑な家族関係等が理由でいっさいの遺品も残さず亡くなった人の唯一の形見がこのツバキとサザンカとなった、という例も少なくない。

ポット苗という独自の方法を発案した宮脇昭横浜国立大学教授（当時）の助言を得て園内植樹はさらに加速。宮脇教授によると、常緑広葉樹は根がまっすぐに伸びるため、ふつうの苗木では移植の際に根を切らざるをえないが、どんぐりからビニール容器で育てると根や葉を傷めず移植できるため成長が速く、樹形も自然になるという。その成果はすでにホンダ技研狭山工場やブリジストン小平工場などで実証済みであった。一九八三年四月二一日四〇〇〇本のポット苗（アラカシ、シラカシ、ヒサカキ、トベラ、サンゴジュ、ネズミモチ、ツクバネ、ヤブツバキ、クロガネモチ）が入所者と職員有志約二五〇人の参加により、南側垣根沿いと、納骨堂を経て矢嶋公園にかけて植えられた。

とくに南側は、かつて鶏舎があったところなので成長が速かったという。

一九八五年、納骨堂近くに小山を造成し、三月二七日植樹開始。この小山は、同年六月一一日、名前を一般募集して「ケヤキの丘」と名づけられた。一九八六年四月一日、緑化委員会が作成した園内樹木一覧によれば、竹を別にして二五二種類の樹木があった。樹齢三〇年以上の大木は、カエデ一二〇本、イイギリ五本、ケヤキ一〇〇本、クヌギ七五〇本、樫三七本、椎二一本、桜一五七本、檜二二〇本、梅一五〇本、ヒマラヤ杉一二本、三つ葉カエデ二七本、ポプラ二〇本、樹齢七〇年以上の松四〇〇本。

一九八六年中曽根内閣の民活政策により、かつて（一九七二年）予算不足から病棟整備の見返りとして大蔵省に返還された土地（南東一角）が民間企業に落札され、ケヤキが切り倒された。元医師の大平馨氏は、「売られた土地の跡を見て入園者も職員ももう二度と土地は金輪際手放さないと覚悟を決めたものでした。ケヤキの大木の並木は全部切り倒され、丹精込めた緑は整地の名のもとに見事にブルトーザに根こそぎけずり取られ、あげくのはてに建て売り住宅に化け」たと、手記に書いている。全生園の森の大切さが改めて実感された〝事件〟であったにちがいない。

（3）市民とともに

一九八四年一〇月三一日NHKテレビの「朝のニュースワイド」、一九八六年六月一五日テレビ東京「緑のびのび」などで全生園の森が紹介され、一九八七年五月一七日には東村山市内の野鳥の会主催のバードウォッチングが一般市民や第七中学校生徒ならびに緑化委員などの参加により行われた。同年一一月一日第一回東村山・緑と友情・車いすミニマラソン開催、一九八九年三月一〇日三年間草取りや巣箱架け等に通った市立第五中学校ボランティア生徒二〇人がケヤキの丘で卒業記念の植樹、同年五月一三日市内中央緑地公園で東京都主催のグリーンフェスティバル開催など、市民と合同の行事も毎年催されることになった。このような動きに呼応して、入所者自治会は一九八九年九月二五日にパンフレット「緑のしおり」を発行し、日頃の緑化活動とそこで育てられた木々を写真と地図で紹介した。このパンフレットは好評を博し、一九九二年五月八日と一九九四年一〇月二〇日に各一万部が増刷され市民に配布された。

市民との交流は現在もつづき、一九九〇年六月一〇日杜の会共同作業所が西梅林でチャリティ梅もぎ開催、市民六〇人が参加。一九九一年一一月三日に第一回東村山秋の緑の祭典が全生園を会場として開かれ、二〇〇七年には第一五回目を迎えた。この動きは市政にも反映された。一九九二年五月五日、一九九三年一一月二三日、東村山市みどりを守る市民協議会会長や市民が来園。一九九八年一〇月一五日、東村山市より「東村山市のみどりの基本計画策定について」が提示され、同二八日市職員六人と市民二二人が来園。一九九九年一月二八日、東村山緑を守る協議会第一回役員会で一〇周年記念行事として東京都と厚生省へ全生園の緑を保全する要請書を提出することを決定、二〇〇〇年に東村山市議会は国に対し全生園の森の保全を守る意見書を提出。

この頃より、全生園の将来像として入所者自治会は「人権の森」構想を提唱し、老朽化した施設の修復と保存への協力を市当局や市民に呼びかけた。二〇〇二年一〇月一五日東村山市長と市議会議長が厚生労働省を訪問し、市内にある全生園の史跡建造物を保存する「ハンセン病記念公園人権の森」構想について国の支援を求める要望書を大臣に提出。こうして、二〇〇三年一一月一七日山吹舎が落成、さらに二〇〇四年八月二二日には「望郷の丘」も修復された。入所者自治会緑化委員会では、このほか園の内外一〇箇所で二酸化窒素の調査を一九八九年六月から始め、一九九一年六月、一九九四年六月、一九九五年六月と一二月、二〇〇〇年六月と一二月、二〇〇五年六月と継続的に調査をつづけている。二〇〇五年一一月三日に中間報告としてパンフレット『みどりのオアシス全生園』を発行、「緑のおかげで環境基準を保つものとしてよい結果が出た」と報告している。

近隣の小中学校との交流もいっそう盛んになった。たとえば、全生園のすぐ近くにある東村山市立青葉小学校では全学年で全生園を教材とした授業が組まれている。『平成一六・一七年度青葉プラン（実践資料集）』（二〇〇六年一月）からその一部を拾うと、一年「はるのこうえん――全生園探検。春の草花の様子に気付く。自然に親しんで楽しく遊ぶ」、二年「はるの全生園探検。春見つけ」等々が見られる。五年の総合的な学習（指導者竹林玲子教諭）は「全生園の森・いのちの森」という単元を設け、「全生園の緑について、その豊かさを知り、緑に込められた想いを考え、伝えることができる」「全生園の豊かな緑に込められた想いを調べることをきっかけに、新たに興味・関心をもち、全生園を知ろうとすることができる」ことが目標とされている。

第二節　森への思い

(1) ふるさとの森づくり

「東京から所沢街道を西北に進み、下里部落を出ると先ず目につくのは全生園の松林であった。緑の雑木林に断然群を抜いて大空に聳える老松は逞しい枝を交えて武蔵野の地を覆うかのように生え繁っていたものだ。おそらく北多摩地方にはこゝに勝る老松の群落はなかったと思う」。

職員だった二平利一郎さんは戦前の全生園の様子をこう描いている(「全生園と松林」『多磨』一九六九年三月)。いまとは違い、まわりは雑木林ばかりだった。「栗の木がたくさんあって、子どものときよく採りに行った。みんなで行ってバケツいっぱい採った」と入所者の山下道輔さんは振り返る。

入所者はこの雑木林を「山」と呼ぶ。空堀川からわずかに高台になっているところから、古くから地元でそう呼ばれていたようであるが、樹木が鬱蒼と茂って山のようであった。そのような自然環境の地である全生園で、入所者があえて森づくりに励んだ理由の一つに、戦中戦後の大量の樹木伐採がある。一九五〇年代の写真を見るかぎり、全生園が「山」と呼ばれたとはとても思えない。風が強い日には砂埃が舞い上がり、「縁側でジャガイモが植わるって言われた。板のうえに砂が溜まるとジャリジャリという音がして、気持ちが悪かった」という萩野芳江さんの証言や、「ガラス戸などない時代だから、砂埃がひどい日は雨戸を閉めて暗い室内でみんなじっとしていた」という山下道輔さんの証言があるように、園内の樹木の多くが伐採され、砂塵を巻き上げていた。

荒川武甲さんは戦中戦後の状況をこう振り返る。「燃料がないから、食糧を買い出しに行ってもそれを煮炊きすることができない。園内のめぼしい木は切ったので、夜なかに垣根の竹を抜いてたきぎにしたこともあった。共同で暮らしていますから、自分だけ良い子になっているわけにはいかないから、私もずいぶん伐った」。クヌギやナラのひこばえも伐ったために雑木林の再生もならなかった。芳葉郁郎さんも次のように書いている。

「私は毎日この柊の、箸より細い枯枝を集めては自用にあてた。方三〇センチの箱一杯集めれば一合の米、一椀の芋を煮炊きするには充分だった。女もせぬような、こんなみみっちい真似をなぜしたのか、それは他の患者のように園内外の樹を盗伐するだけの度胸も力も私には無かったからで、決して私の倫理性の故ではなかった」(「落葉挽歌」『多磨』一九七〇年一一月)。

『倶会一処』から引用する。

「〔昭和一九年〕一二月に入ると庭木を切り、防空壕に掩蓋を施すことになった。石炭の入荷も止まり、薪で汽関《ママ》場のボイラーを熱することになった。また棺桶さえ不足し、あわてて園内の松の木を切り倒し、板にして使うことになった。〔中略〕いくら寒くても、室内で焚く木炭はもちろん、茶を沸かす薪さえ配給には頼れなくなっていたが、空襲警報が発令されると、病棟入室者はさらにみじめであった。〔中略〕夜になるとみんな木を切りにいった。各舎が捜索されるようになると、盗伐した木を朝までに切りきざみ、束にして押しいれや縁の下にかくした」(二六一～二六四頁)。

盗伐して職員に捕まった者は監房に入れられた[12]。

「男子独身不自由舎の付添夫が、燃料が無くて病人にお茶を飲ませることができず、路傍のプラタナスの枝を切って、それでお茶を飲ませたが、園長に、国の財産である木の枝を無断で切ったという理由で、監房に入れられたのであった。五人の病人と一人の付添夫よりも、国の財産であるプラタナス一枝のほうが貴重だったのである。この事件は私の脳裏に焼き付いて離れなかった。わが国のらい対策を、このプラタナスの一枝が象徴していたからである」（松木信『生まれたのは何のために』八六頁）。

こうした戦中戦後の生活からようやく抜け出すことができるとすぐに緑化活動が始まった。一九四八年四月全国植樹愛林記念週間に呼応して全生園でも園内緑化デーが催された。林芳信園長は園内放送で、「戦時中より終戦後の今日に至るまでの永年の燃料不足のため次ぎ次ぎに伐採し、或は炭として或は薪として一般に配給使用し、殊に石炭の入荷しなかった時には石炭の代りに相当多量に蒸汽機関に使用し、或は又直接炊事用にも使用したのでありましたが、又一面には之等の園当局の計画的伐採以外に無断で勝手に伐採されたものも相当の数量に上ると思ひます。〔中略〕本園も愈々再建の巨歩をふみ出した感が致します。園当局と致しても全面的にこれを支援し、出来る丈苗木の購入も致す考へであります」と述べている。生きるために盗伐せざるをえない状況下、園長名で監房に入れられた多くの入所者の気持ちなど無視するかのような、すべては戦争による非常事態の自然の成り行きだと聞こえる演説である。全生園を「大きな一つの植物園化して樹名、植樹年月日、樹歴等を明記し名実共に第二、第三の故郷として永住し悲しい時にも楽しい時にも唯一つの慰めは情緒豊かな自然の柔か身であり父であり母と成りして呉れるのであります。私達は心の友として愛育し、その自然の懐に抱かれ生活して行きたい事は御相互ひの希望であり、理想郷たらしめたい」という夢が入所者代表の土田義雄全生会会長から語られるのにはそれなりの意味があるとしても、療養所を楽園にしたいという園長の言葉は、その当時の精一杯の善意によるものだとしても、いまから見れば、そこに当時の強制隔離政策が透けて見える。記録によれば（『山桜』一九四八年四・五月）、緑化資金を提供したのは、日蓮宗八七〇円、功労者二〇〇円、互助会一〇〇〇円、愛友会四〇〇円、聖公会一〇〇円、赤ろ会三〇〇円、秋津教会五〇〇円、篤志家八七〇円、在園者一同一万円であった。園当局が支出した記録はここにはない。この資金によりアカシヤ二〇〇本、カエデ八六本、三つ葉カエデ二〇本、吉野桜一〇〇本、八重桜八〇本、彼岸桜二〇本、ヒマラヤ杉二〇本、樅五〇本、洋石楠花二〇本など計五九〇本が植えられた。

果樹も多く植えられた。梅や栗、柿などのほか、カヤも果実を採るために植えられた。個人が植えたものも多い。荒川武甲さんによると、かつて木の種類はあまりなかったが、個人がふるさとにあった木を懐かしさで植えることが多いという。

「子どものときに遊んだ木とかふるさとからもってきてもらった木とか。私の場合は自分が種子を蒔いたクスノキやメタセコイアやユリノキなど。矢嶋公園のところにある県木のなかに白ムクゲがあるでしょう、あれは私にとって懐かしくて。うちの庭にあったからです。植物が好きだったので、あちこちからカタログを取り寄せて木を購入したり種子を蒔いたりした。その頃に植えた木がいま大きくなって、ときどき会いに行きます」(荒川武甲さん)。

「伽羅の木があるでしょう。あれは私が育てていたのをあげたのです。盲人会のところにあるヒメタイサンボクも、私が挿し木して盆栽にしていたのを植えました」(児島宗子さん)。

「矢嶋公園にあるカシワの木と、そこから少し東にあるキリの木は、古い図書館の脇にあるキリの木のひこばえを私が採って植えたものです」(吉野渓水さん)。

こういった話はほかにもたくさんある。

全生園の緑化が徐々に進むなかで、自治会の環境衛生部長に就任した国本衛さんは、計画性をもった緑化活動をしなければだめだと考え、みずから樹木を調べ、「従来は苗木を植えたけれども、大きな木を植えてそれを育て、みんな年をとってきたから、生きているあいだに森らしい森を見られるように」と計画し、第一回緑化委員会でつぎのように説いた。

「全生園の森を地域住民に残すというだけでは、現実性に欠けるものがある。もう一つ考えねばならないことは、「ふるさとの森づくり」ということだ。わたしたちは帰るべきふるさとがない。ふるさとを奪われたからだ。そこでわたしたちは、ふるさとへ戻りたくとも戻れない者たちのために「ふるさとの森づくり」を考えなければいけない」（国本衛『生きて、ふたたび』一八九頁）。

こうして、〈県木の森〉や一人一木運動、森林浴道、ポット苗植樹などの活動が、入所者、職員、ときに市民を交えて次々と展開された。

「一人一木運動には、私も主人と一緒に参加して植えました。サザンカだと思います。植えたときには丈が五〇センチぐらいしかなかったですが、いまはずいぶん大きくなりました。主人は樹木が好きでした」と茂田美津枝さんは、亡くなられたご主人を偲びながら思い出を語られた。長谷川と志さんは「亡き夫の献木したりし山茶花の白花ひと目見せたきものを」と歌っている（『合同歌集　青葉の森』武蔵野短歌会、一九八五年）。看護師Aさんは「私はそこを通るときに、亡くなった方がたくさんいらっしゃるけれど、そういう方のお名前を見たときに、なつかしく思い、あなたが植えられた木はちゃんと立派に育っているわよという気持ちで語りかけることがあります。眼がご不自由な患者さんには、その患者さんのお名前を見かけたら、あなたの名前がついている木はいまこういうふうに育っていますよ、サザンカが花をつけていますよ、すくすく育っていますよって、教えてあげるようにしています」と語っている。入所者の宮田正夫さんは、「私も全生園の森作りに協力して、ツバキを一本私の名前で植えてもらった。思えば遠いふるさとのわが家の裏山に数本のツバキがあった。その赤いツバキの花に口づけて蜜をすうめじろの愛らしい姿が一幅の絵となって瞼に浮かんでくる。それと同時に幼い私を溺愛した祖母の笑顔がうかんでくる」と著書に書いている。また、大竹章さんは「鳥たちの楽園が人間の楽園でないはずがなく、薬やお医者さんばかりに頼らず、もう少し散歩をしたり、森林浴を楽しんで貰おう、と緑化委員会では、差し当たって棗寮前から納骨堂までの林のなかに遊歩道を設けることにした」と記している（「写真風土記一四一　森林浴歩道」『多磨』一九八四年六月）。

看護師Bさんによれば、目の不自由な方は、建物の変化に関しても木を目印にしてイメージをふくらませているようだという。「耳で聞こえる鳥の声やセミやコオロギなどの昆虫の声を楽しんでいるようです。しかし、薬を撒いているせいか、最近は随分と鳥や昆虫が減ったと言いますし、私もそう感じます」と付言している。豊かになった園内の自然は入所者を和ませ、短歌や俳句などで数多く歌われた（次章で詳述）。

全生園が所在する東村山市内の小中学校では、さまざまな機会にハンセン病や全生園の森を教材として取り上げている。たとえば、らい予防法廃止より一〇年も前に東村山第五中学校で行った学習記録に生徒の感想が載っている（杉野正雄編「みどりのゆび」『多磨』一九八六年四月）が、当時の状況がよくわかる。

「僕は、始めはただの森でみんなが遊びにくる所だと思っていました。が、聞いた所、今じゃ、さほど恐ろしくない病気ですが、昔、苦労した病だと聞きました。母も、その事は教えてくれませんでしたが、あまりまわりへ行くなと言われていました。でも、そんな事は、ひとかけらも見当りません。平和なかんじがして、緑いっぱいあって恐しい感じなどぜんぜんしません。自動車やバイクの雑音や排気ガスに囲まれている方がいつどうなるか心配です」。

「僕は前に友達から『全生園に入ると、顔がとける。』と言われたので恐かったけれど、今では平気になりました。木や草花がいっぱい咲いていて、前よりも気持ちがよい所です。木や草花があるから気持ちがよいのだと思います」。

「私は今まで、全生園という療養所があるということも、その中で入園者の方々が、〝森をつくろう！〟という取り組みをしているということも知りませんでした」。

「ぼくはこのしおりを読むまで、全生園はしずかで、人なんかすんでないような気がしてました」。

（2）森はいま

こうして近隣住民にも親しまれるようになった全生園の森に問題がないわけではない。地下水が浅くなって直根のケヤキや杉や檜の枝が上がらなくなった（Tさん）とか、「松食い虫が一時期猛威を極めた時期があって、そのときにだいぶ駄目になりました。神社のうしろにあるのが一番まとまって残っているぐらいで、ほかのところにもそれぐらいの密度であったと思うのですが、ほとんど枯れました」（大竹章さん）といった自然現象がある。それだけではなく、隔離政策が緩和され園外の人が出入りするようになってから起きた問題もある。「築山は子どもたちが上から滑り降りて崩してしまった」（Tさん）とか、「魚を捕りに来た子どもが池に落ち親が文句を言ってきた」（萩野芳江さん）、ということとか、さらには、園内の樹木、そればかりか入所者が植えた庭木が盗まれる事件もしばしば起きるようになった。「この道はずっと夫がツバキを植えました。ツバキ通りと言います。五色咲きという種類なども植えて、写真を撮りに来る人や写生をする人などもいました。珍しい木だっていってみんな楽しみにしていた。でも、みんなもって行かれた」と萩野さんは憤慨する。

ゴミの不法投棄もあとを絶たない。「ここではゴミはまとめているから、捨てに来るのは外の人ばかり。園でそれを焼却場で燃したら、こんどは燃えかすが飛んでくるって、文句を言いに来た」

（萩野さん）。バス通り拡張でクヌギとケヤキの並木を切って欲しいという都からの要請があったり、近隣住民から日照権を盾に樹木の伐採が求められたり、落ち葉が飛んでくるから何とかしろと言われたりしている。近隣住民との関係についてTさんは、「みんな話がへたなんだね。自分だったら、子どもたちと一緒に森のなかに入ってみなさいと説得するんだけど。こんなに緑が豊かなのは都会では最高のぜいたくなんだって」と言う。「夢がなければできないよ。神さまがいたら人間を見て何をやっているかと思うだろうね。これはノアの箱船と同じだ。近隣の人は落ち葉が落ちて困るというけれど、森林が果たす役割というのはあるのだから、パンフレットをつくって、近隣住民にこの自然の大切さを伝える必要がある。情けないね、直径一メートルぐらいの樫の木を切ってしまうというのだから。これは一億円出したってつくれない」。

園内部の問題、とりわけ入所者の高齢化による問題も生じている。庭で草木を育てるのを楽しみにしている人が多かったが、体力的にそれも難しくなった。「庭に草が生えないようにカーペットを敷いている人がずいぶん出てきていますが、だんだんやれなくなってきているから仕方がないのかなと思います」（大竹章さん）。野鳥が来るのを楽しみにしていた鈴木禎一さんは、「明治神宮のようにきれいにしようという人がいて、武蔵野の面影がなくなりました。野鳥や野草が棲める藪を残す必要があると言ってきたけれど、理解されなかった。見た目だけきれいにしようとして、下草をみんな刈ってしまって、野鳥がとても減ってしまいました。かつては六〇種類ぐらいいたのに、いまではその半分以下です。藪を刈って公園にしたら、来るのはカラスとハトだけになりました。藪を刈って薬を撒いて、野鳥も、コオロギやカブトムシなどもいなくなりました。前はこの近くにスズムシもいたのに、もういません。眼の見えない人たちの楽しみを奪ってしまったのです」と嘆いている。

看護師Cさんは、かつて園内はもっとしっとりとした感じがあったと言う。「緑化部で入所者が仕事をしていると、センターの看護師などがお茶だしをして、一緒にあれこれと世間話をしたりしました。そういう患者さんとの交流がありました」。それがいまはなくなったという。不自由者寮担当の看護師Bさんはさらにこう語っている。「短歌をつくる方が、以前は題材を拾うために自然に対する関心を強くもっていたようですが、いまは創作意欲も落ちて、短歌や俳句をつくっている方もほとんどいなくなりました。患者さんも自分から外に出て行くことはなくなりました」。

こうした問題を抱えてはいるが、森に託した入所者の夢は広がる。

長く入所者自治会長を務め〈人権の森〉構想を推進した平沢保治さんは、「ハンセン病の歴史を考えたとき、この緑はいのちの森である。いのちの森とは人権の森、人権とは、私たちハンセン病だけ、われわれの権利がどうだとか生きられれば良いということではないのです。子どもたちが一〇〇円、五〇円と緑のお金を袋に入れてもってきてくれます。全生園の森に使って欲しい、木を植えて欲しいと。これが二一世紀の教育ではないかと考えています」とその意義を語っている。

「人権と言うからには、医療体制が整っていなくてまともな医療も受けられないなかで人権問題としてきちんと話をもっていくというのならばまだわかるけれども、森とドッキングさせて中和させてしまって何にもなくなっているではないか」という大竹章さんのような意見もある。森造りを計画的に推進した国本衛さんによれば、〈人権の森〉というのはあとから出て来た話であり、もとは〈ふるさとの森〉として承認されたという。それは、生きているうちはもちろん死んでもみずからの故郷に帰れない入所者にとってここがふるさとだというだけではない、と言う。

「ここの市民というのはみんなよそから来た人たちですよ、みんなふるさとはどこかにあるわけです。もとからの地元の人というのはほとんどわずかしかいないでしょう。ここにふるさとの森があれば、それがほんとうに憩いの場所になる。日本全体で森がなくなって行く、東村山も都市化してどんどん緑地帯がなくなって行くなかで、たまたま全生園の緑化に関心のある者を集めて、まあ、大きな視野から見れば全生園なんてほんとうにゴマ粒ほどの場所だけれど、それでもやはり、それに対して、どんなに小さな声でもいいから、全生園ではこうやっているんだ、森林を破壊してはいかんのだと、そういう声を上げようじゃないかということを考えたね」。

現在多磨全生園入所者自治会長を務める佐川修さんによれば、〈人権の森〉に名称を改めたのは、宮崎駿氏[13]が資金を寄付してくれたことがきっかけとしてあり、「自分たちがみんないなくなっても緑はそのまま残し、資料館や、四〇三〇人が眠る納骨堂だとか望郷の丘だとか山吹舎だとか、そういうものをみんなに見ていただいて、ハンセン病の正しい歴史を知って、ほかの障害者その他の人たちに二度と同じことを繰り返さないようにしていただきたい」。そういう運動が〈人権の森〉構想だという。ここの緑を全部残して欲しいが、「実際にはどうなるかわかりませんからね、昔は辺鄙なところでしたがいまは良いところになったから、半分ぐらいとか三分の一、三分の二と削られるかもしれない。そのように削られないように、納骨堂や資料館や国立の研究所やそういうものは絶対に残しておこうということでこの運動をやっています」、と佐川さんはその意義を強調する。

第三節　ハンセン病療養所の森の意義

「私たちが地上を去る時、センターと森が残るであろう」。

このことばは、多磨全生園患者自治会長（当時）松本馨氏が、一九七九年発行の『倶会一処　患者が綴る全生園の七十年』の序文に記したことばである。「センター」とは、ここにハンセン病治療の国際センターをつくる構想を指す。「森」は、園内に育つ三万本を越える木々を指す。「私たちが地上を去る時」という松本氏のことばには、ハンセン病患者・療養所入所者の過酷な歴史と、療養所で生きてきた人たちの深い思いが込められている。というのも、この森は、らい予防法によって退所が許されない制度下で、あるいは、〈軽快退所〉の許可を得て退所できても療養所以外でのハンセン病医療がほとんど存在しないがゆえに再入所せざるをえない状況下で、さらにはまた、社会的偏見・差別と、みずからの後遺症や高齢等で退所したくてもできないという現実のなかで、ハンセン病療養所の入所者がみずからの生活の場をより良いものにしようとして懸命に努力を重ねたすえの〈ふるさとの森〉だからである。一本一本の木に、ここでほとんど一生と言える人生を歩まれた人たちの生きた証しと願いが刻まれている。また、この森は、長く隔離・分離されてきたハンセン病療養所という閉鎖空間を、近隣住民を含めた市民一般に開くきっかけを与え、それによって入所者と市民との日常的な触れ合いを可能とし、ハンセン病に対する市民の偏見を徐々にではあれ取り除くことに寄与した面ももつ。

草木の花や果実を見たり、新緑や紅葉を眺めたり、野鳥や秋の鳴く虫の声を聞いたりすることが人の心を和ませる効果のあることは、あえて言うまでもないであろう。木が成長するのを見守る楽しみもある。園内の盆栽会会長である石神耕太郎さんは、「四月になると毎朝四時半に起きて、盆栽の根っこを見ているのが好きで、根張りを見ていると何とも言えないです。ハンセンでここに入っているという暗い感じがないです」と語る。〈慰安畑〉という名称は当局の政策的な匂いがするものの、畑で作物を育てることが心の安らぎになることは事実であろう。

石神さんは、病気で将来に絶望していたとき聞いた広島の陸軍病院の婦長さんのことばがその後の心の支えとなったと述べている。

「庭先の砂のなかからチューリップが頭を上げてきたのです、四月でしたから。そしたら私を庭に連れて行って、ハンセンになっても——当時はハンセンなんて言わないですが——けっしてがっかりしてはいけない、あのチューリップをご覧なさい、冬のあいだは土に埋もれて雪に抑えられていてもいまはあのように立派に芽が出てきてこれから人を慰めるようになる。あんたもしっかりして良く治療して、けっして自殺したり無茶なことをするんじゃない、と言われました」。

Tさんは鎮守の森を想起する。

「むかしは屋敷林を切るというときも、家を造るので木を切らしてくださいと祈った。鎮守の森とか屋敷林などは大切にされてね、子どもたちはみんなそのそばで遊んだりして育って行った。そういうことを木はみんな知っているんだね」。

伊藤赤人さんは「鎮魂の森」と題する詩（『多磨』一九八六年八月）でこう歌った。

「そして生き残った者たちは／失った永い時間を思いながらも／ようやく得た／小さな「自由」と倖せの中で／僅かに残された／時を惜むかのように／森に植えた緑の苗木を／自分たちの命の芽のように／育んでいる」

一七歳で入園した飯川春乃さんは、桜の成長を見守りながら園内で年月を数えた（『多磨』二〇〇三年九月）。

昭和一七年
太平洋戦争開戦の翌年
私はここ全生病院に入院した
病院には一二〇〇人の患者が暮らしていた
雑木林に囲まれた別世界

広い病院の地の外れの
春浅い畑の端に
一本の幼い桜の木があった
知り合いもいない
一七歳の私の胸に
小さな桜の木が宿った

幼かった木は
その後　毎年のように植え替えられ
植え替えられるたびに大きくなり
枝を伸ばし　わが手首ほどの木になって
緑化部の人らが
肥をやり水をやり
みるみるうちに大きくなって
一抱えもある桜樹となった
やがて

枝々の先に薄紅の蕾を持つようになった

大きくなった桜の木は
並木に移され
他の桜の木とともに
ますます大きくなっていった
あの頃も
桜の花が咲くのを楽しみに待った
薄緑の葉をつけた桜樹の
並木の道を行きつ戻りつし
「早く咲いておくれ」
わたしはひそかに言ったものだった
枝を直し　姿を整え
美しく振り仰ぐほどになった桜
花をつけた桜は年毎にきれいになっていく

だが
私は盲いとなり
桜の花もその色も
目底に淡く残るだけとなった
あの幼かった桜の木
その美しさは広く知られるようになり
多くの人達が集う名所となった
また花咲く季節がめぐってくる
私は白杖をついて並木道を歩こう
桜よ
私とともにここで生きた桜よ
たくさんの人の目を楽しませておくれ
そして
全生園と私たちを語り継いでおくれ

飯川さんの詩を読んでからは、多磨全生園の森の一本一本の重みに圧倒されて、私はことばを失う。それと同時にこの木を無碍に伐採しようとする動きに対して激しい怒りを覚える。

私がハンセン病療養所の入所者に初めてお会いする機会を得たとき、その方は私を病棟の屋上に案内し、そこから見渡せる園内の森を指して、嬉しそうに「良いでしょう」と言われた。そのとき私は、この森が入所者によって植え育てられたことや、この方（TYさん）が緑化活動に積極的に関わった方だということを知らなかった。そのときはただ、森を見るその人の嬉しそうな目とことばだけが強烈に印象に残った。それと同時に、かつてドイツのベルリン近郊にあるオラニーエンブルク強制収容所の焼却炉跡を訪れたときのことが思い出された。この焼却炉で大勢のユダヤ人や反体制的人間がナチス政権によって毒殺されたあと焼かれた。そこにしばし佇んでいたとき、ふと、その焼却炉のまわりに大きな木が数本立っていることに気がついた。ここで無惨に殺された人たちはもういない。殺害者は黙して語らない。しかし、樹齢からして、ここで起きたことのいっさいをこの木々は見ていたにちがいない。

ナチスの強制収容所体験を綴ったフランクルの『夜と霧』（一九四七年）のなかに、あらゆる望みが失われた状況にあってなお生きる望みを得ている婦人の話が紹介されている。彼女は収容所に生えている一本の木がこう語っているのを耳にしたというのである。「私はここにいる。私は——ここに——いる。永遠のいのちだ」と。もちろん木は何も語らず、ただそこに黙って立っているだけであろう。しかし、その沈黙のなかで婦人は大いなる存在の原事実を知らされたのである。彼女の生きる力は沈黙のことばから与えられた。ピカートは「ことばは沈黙から生まれた」と書いている（『沈黙の世界』一九四八年）。人間焼却炉の脇に立つ木々のそばにいると、木々の沈黙からことばが聞こえてくるように私には思われた。それは、ここに一人一人の人間が現に生きて存在していたこと、同時にその存在を抹殺しようとする暴力があり、その暴力もまた人間がふるったという事実の証言である。

森や木は、人間のことばを何も語らないがゆえに、かえって逆に、その沈黙からことばが聞こえてくる。そのことに、わが国のハンセン病をめぐる歴史を調べるうえでの重要な示唆が見出せるのではないかと私は思う。

「木は自分の意志で土地を選んで生えたわけではないでしょうが、いったんそこに種が落ちた以上は、枯れて倒れるまで、同じ場所に立っているほかないのです」と、ポーランドの悲史を語る外交官の口を借りて、作家の角田房子氏は述べている（『風の鳴る国境』中公文庫、一三二頁）。人間は、否、すべての生物は、この世に生まれてくる。〈生まれる〉は受動である。しかし、鳥を筆頭に多くの生物は自分の生まれた土地から移動することができる。だが、植物は移動できない。そのなかでも、数年、数十年、数百年を同じ場所で生きつづける生物の代表は何と言っても木である。したがって、みずからのはかない人生を超えて永遠のいのちにつらなる木に、人が畏敬の念を抱くのは不思議ではない。ゲルマンやケルトの樹木信仰、日本の御神木や鎮守の森、能舞台の老松、釈迦のインド菩提樹等々、樹木の背後に霊を見るのではなく、樹木そのものを崇拝するフェティシズムはいまも世界各地に見られる。

不治の病と言われたハンセン病もいまは治る病気となった。だがそれにもかかわらず、療養所から出られない多くの人がいる。本書第三章、第四章で紹介するように、六歳とか一〇歳とかの幼少年期に発病してひとり療養所に入所し、以来五〇年、六〇年、七〇年という長い年月をここで過ごしてきた人たちがいる。それも一人や二人ではない。むしろ、ほとんどと言ってよいほどである。

私は、この森を調べ始めたとき、療養所に隔離されてきた人たちは、みずから木を植えて、その木に自分の願いを託したのではないか、と考えた。しかしその後、それだけではないことに気づいた。この人たちは、ハンセン病療養所で一生を送らざるをえないとわかって自分の存在意義を疑ったとき、療養所のなかに生えている一本一本の木が、現にここに存在し、しっかりと根を張り、風雪に耐え、その下で起きたさまざまな出来事を見つめつついまも生きつづける原事実から、自分が〈いま・ここ〉に存在することの重さを知ったにちがいない。木に自分の思いを託そうとするのも、むしろ、ハンセン病療養所の歴史とそこでの人びとの生と死を黙って見つづけてきた木から、生きる力とことばを聞くことができたからにちがいない。そのことばとは、「いま・ここに、こうして生きている」という存在の原事実ではないだろうか。

思い返せば、ハンセン病患者の絶対隔離政策を指導した光田健輔氏は、有効な治療薬がなかった時代の発言とはいえ、つぎのように語った。「絶海ノ孤島ハ此〔繁華〕ノ刺戟ヨリ隔絶シテ彼等ヲシテ無為ノ逸民タラシムルニハ至極適当ト考エラル」（「癩予防に関する意見」一九一五年）。ハンセン病患者をすべて絶海の孤島に送って断種・堕胎させ、彼らの死滅を待つことでハンセン病を「撲滅」し、わが国を「浄化」すること、これが光田氏のハンセン病対策のすべてであった。したがって、「尚恐るべきは彼等にして乞食をなすを肯せず職人となり舟子となり飲食物、製造者となり甚しきは其両親癩にして、其子をして理髪人たらしめ或は其夫癩にして其妻に飲食物を鬻がしむるの類に至りては実に危険極まれると謂はざるべからず」（「癩病隔離所設立の必要に就て」一九〇二年）という発言にも見られるように、たとえ軽症者ないし回復者であっても、ハンセン病患者と疑われる者は社会でのいっさいの活動に従事することが禁じられた。こうした隔離政策が、倫理的にはもちろんのこと、医学的にも間違いだとわかった戦後においてもなお、社会に定着していたことが、日本のハンセン病患者・療養所入所者の過酷な歴史を支えた。

ハンセン病療養所は病気を治癒する機関ではけっしてなく、ハンセン病患者を監禁する収容所だった（どの療養所にも「収容門」や「収容病棟」があった）とは、とりわけ戦前からの療養所入所者が口を揃えて指摘することである。療養所の退所規定が法律的に存在しない点に象徴されるように、近代日本のハンセン病対策は、患者を隔離しその死滅を待つことにあった。

「ハンセン病患者は、らい菌保菌者ではあっても、らい菌そのものではない。健常人と同じく、家族を持ち、仕事を持ち、将来への希望を持ち、人間としての誇りを備えた人間社会の一員である。らい菌による病から救護されるべき存在ではあっても、らい菌と一緒に〈根絶〉させられるべき存在ではない」（一九九九年三月二六日付東京地方裁判所宛「らい予防法人権侵害・国家賠償請求事件」訴状）。

「彼らの存在そのものが、医師の治療を必要とする悲惨によってではなく、警察の取り締まりと専門的な施設への監禁を必要とする邪悪さによって捉えなおされたのである」と、澤野雅樹氏が『癩者の生　文明開化の条件としての』で指摘するように、日本のハンセン病政策がハンセン病患者・被疑者の「存在そのもの」の否定にあるとしたら、逆に、ハンセン病患者・療養所入所者はみずからの存在そのものを強く主張しなければならないし、事実そうしてきた。私たち人間にけっして忘れてはならないことがあるとしたら、それは、人間存在そのものを否定しようとするもろもろのできごとであるにちがいない。わが国のハンセン病の歴史はまさにそうしたできごとの一つであった。したがって、これを記録し、後世に伝えることは、その歴史の一端を垣間見ることのできる現在の私（たち）の責務である。

このように考えると、入所者が植え育てた療養所の木や森は、けっして何も語らないのではなく、まさに「沈黙からことばが生まれる」（マックス・ピカート）ように、ことば豊かな世界となって私たちに現前する。しかし、入所者がゼロになってハンセン病療養所多磨全生園がなくなったとき、ここに生えるたくさんの木々はどうなるのか。いま、ハンセン病療養所入所者協議会ならびに各園の入所者自治会を中心に、療養所の将来が最重要課題として論じられている。ハンセン病基本法を制定し、地域に開かれた医療機関等を併設する計画が論じられている。療養所の入所者がゼロになるから療養所が閉鎖となり、それによってハンセン病の歴史が終わる、というかたちではない療養所の将来、ハンセン病の歴史の検証と記録が求められている。将来構想がどのようにまとまるにせよ、本書で詳しく述べるハンセン病療養所の歴史と入所者の思いが深く刻みこまれたこの森の一本一本の木を大切にして後世に残したい、と私は思う。

［註］

（1）入所者は、全生病院開設時は三三八名であったが、一九三七年に一二〇〇名となり、最多は一九四三年の一五一八名であった。これは発病者が増えたためではなく、国策としての〝患者狩り〟無癩県運動等による入所者の増加である。同時に、劣悪な生活環境と強制労働により、年間死亡者数は一九四二年の一四九名を最大に、戦中戦後は毎年一〇〇名を越え、それが二〇名以下になったのは一九五〇年代以降である。なお、全生病院が国立癩療養所多磨全生園となったのは一九四一年七月一日である。

（2）生け垣の柊は、『緑のしおり』に一二四九株とその数が記されている。

（3）連合府県立外島保養院は大阪湾に隣接するゼロメートル地帯に設立されたため、一九三四年の室戸台風による高波に呑まれ一八七名の犠牲者を出して潰滅、入所者は後継施設となる邑久光明園が長島西端につくられるまで、各地の療養所で療養した。なお、この桜のほとんどは戦中戦後の生活困難期に伐採され、いまはないという。

（4）このケヤキの一部は現在、東門から国立感染症研究所の街道沿いに並木として残されている。

（5）菊地儀一氏は「花と小鳥と緑」（『多磨』一九七一年一〇月）でつぎのように証言している。

「園で急きょカマドをついて薪木で炊事をするようにした。それと前後して入園者が暖をとったり湯茶など沸かす炭練炭迄配給が止まってしまった。そのようなことから園内の樹木は次々と伐採される憂き目におちいってしまった。〔中略〕園当局では入園者の捕食の為に樹木を伐採したところを開墾して陸稲や菜大根を作ることにした。同じように寮の庭先の松や梅の木を切り盆栽も植木の棚も焚いてしまった。とにもかくにも勝つまではと云う合言葉のもと病者のなぐさめであった庭は勿論のこと空地と云う空地は陸稲、菜大根をつくり、配給の止まった米の代用にされたのだ。その頃は園内には無駄な草はなくなって来た」。

（6）この頃ハンセン病の最初の特効薬プロミンが試用され、その効果抜群で患者に治癒・退所の希望が生まれた。しかし社会的偏見・差別は弱まらず、一九五一年一月に山梨県で一家九人心中事件が起きた。一九五二〜五三年にらい予防法改正闘争が展開されたが、隔離強化を主張するいわゆる「三園長発言」により、一九五三年八月六日らい予防法は原案通り可決され闘争は敗北、隔離政策は継続された。

（7）退所規定のないハンセン病療養所では、患者は入所と同時に自分の宗教（全生園では日本聖公会、カトリック、プロテスタント、浄土真宗、真言宗、日蓮宗）を選択するよう強いられた。快癒退院ではなく葬儀が先決であった。死んでも故郷に帰れない者がほとんどであるため、園内に納骨堂があり、精神的な慰安も込めて宗教施設がある。

（8）小学分教室「全生園の樹木」（『多磨』一九六〇年二月）

あった木の種類＝れんぎょう・もくせい・きんもくせい、どうだんつつじ・しゃくなげ、あおき、やつで、ざくろ、さるすべり、みつまた・じんちょうげ、いいぎり、さかき・ひさかき・つばき・さざんか・ちゃ・もっこく、あおぎり、なつめ、とちのき、やまもみじ・とうかえで、もちのき・いぬつげ、はなすほう・ねむのき・にせあかしや、うめ・もも・そめいよしの・やまざくら・さとざくら・やまぶき・かりん・ななかまど、あめりかすずかけのき、まんさく、あじさい・うつぎ、しきみ・もくれん・こぶし、ぼたん、くわ、けやき・えのき・むくのき、しらかし・くぬぎ・くり・こなら、ばしょう、くちなし、せんだん、とうしゅろ、ひのき・さわら・しのぶひば・ひよくひば・あすなろ・はいびゃくしん、すぎ、あかまつ・くろまつ・とうひ・ひまやらすぎ・からまつ、いぬがや、かや・こうようざん、いちょう、きり、くろもじ、のうぜんかつら、うるし、あきぐみ、やまならし・しだれやなぎ・かわやなぎ、ごんずい、にしきぎ、さわふたぎ。

(9) 一九八四年四月二五日緑化委員会作成「寄贈県木一覧表」

北海道(えぞ松、矢島公園)、岩手(赤松、同)、宮城(ケヤキ、同)、秋田(秋田杉、多摩研西)、山形(さくらんぼ、育成第一緑化)、福島(ケヤキ、矢島公園)、茨城(梅、育成第一緑化)、栃木(とち、矢島公園)、埼玉(ケヤキ、同)、千葉(まき、同)、東京(さくら、多摩研西)、神奈川(いちょう、矢島公園)、新潟(雪椿、)石川(アスナロ、育成第一緑化)、福井(松、新井公園)、山梨(かえで、矢島公園)、長野(白樺、同、五本)、岐阜(一位、同)、静岡(木犀、第一緑化部前)、愛知(はなの木、矢島公園)、滋賀(もみじ、同)、京都(北山杉、多摩研西)、大阪(いちょう、矢島公園)、和歌山(うばめがし、同)、鳥取(キャラボク、育成第一緑化)、島根(黒松、矢島公園)、岡山(赤松、同)、広島(もみじ、矢島公園)、山口(赤松、新井公園)、三重(伊勢杉、多摩研西)、徳島(やまもも、矢島公園)、香川(オリーブ、育成第一緑化、二本)、愛媛(松、矢島公園)、高知(ヤナセ杉、多摩研西、二本)、佐賀(くすのき、矢島公園)、長崎

（椿、第一緑化部前）、互恵会（むくげ、矢島公園）

（10）「しかし、反対も現れた。全生園は自分たちが最後で、自分たちがいなくなれば、厚生省は跡地利用のためにブルドーザーで植樹をおしつぶしてしまうだろう。高い金を払って無駄な仕事をするなと嘲笑した。言われて見ればその通りで、今世紀中に全生園はなくなってしまうかもしれない。残ったとしても二一世紀始めにはなくなってしまうだろう。とすれば植樹の意味がなくなってしまう。植樹しているところを笑われると、自分のしていることがバカに見えてくる。緑化委員の中からなぜ植樹しなければならないのか、きちんと説明できるように考えろという声が上った。／植樹は光化学スモッグ対策として始めたのであるが、それだけが全てではない。私は口外しなかったが、秘かに植樹に賭けていた。近い将来全生園がなくなることははっきりしている。だから、植樹が必要なのだ」（松木信『生まれたのは何のために』一二八頁）。

（11）筆者が、筑波大学大学院生坂田勝彦氏と共同で行った調査によれば、二〇〇六年四月一日一〇時から一五時までにお花見で園内を訪れた人は二九七六名であった。二〇〇七年三月二九日から四月八日までの実質七日間の花見客は八八九八人、調査できなかった日も加えると推定一万人を越えたと思われる。これにはハンセン病資料館再開の効果もあった。

（12）「国立癩療養所患者懲戒検束規定」（一九三一年一月三〇日認可）の第二条に「入所患者左ノ各号ノ一ニ該当スル行為ヲ為シタルトキハ譴責又ハ謹慎ニ処ス」とあり、その第一は「所内ニ植栽セル草木ヲ傷害シタルトキ」と記されている。

第一分館作成『昭和拾八年拾弐月以降　始末書綴』をめくると、「私等儀　今度防空壕補修ノ為メ無断ニテ樹木伐栽致シ候段誠ニ申譯之無　今後絶体ニ之様事無キ様注意致べク候へバ何卒御許シ被下度此段御訖ビ申上候也　昭和十九年十一月七日〔署名省略〕　多磨全生園長林芳信殿」とか、「私等　今般燃料不足ノ為看護困難ニ付キ樹木ヲ無断ニテ伐採セシ段幾重ニモ御詫ビ申シ上候　今後絶対カカル行為致ス間敷ク此ノ段御容赦ノ程願上候也　昭和二十一年四月十九日　九号病室附添本務氏名　舎長〔氏名省略〕　多磨全生園長林芳信殿」「私儀　過日路傍ニ倒リシアリシ樹木ヲ拾ヒ帰リ御届モ致サザリシシハ何共申訳無之候今後左様ノ不始末ハ決シテ致ス間敷候ニ付キ今回ノ所ハ何卒御寛大ノ思召シヲ以テ御許容相成度始末書如斯ニ御座候　昭和二十一年十月二十九日　多磨全生園長林芳信編」という始末書が見られる。

(13) アニメ作家で映画監督の宮崎駿氏は全生園の森の愛好者として知られる。宮崎氏は二〇〇二年四月二〇日付朝日新聞朝刊に「全生園の灯」と題するエッセーを書いている。

「僕がはじめて全生園に足を踏み入れたのは、『もののけ姫』の最中だった。仕事が重く、はかどらず、歩いても間歇的に不安がつきあげて来て、頭は堂々めぐりをやめようとしない。何がきっかけだったのか、僕は突然思い立って、早春のおそい午後に生け垣の中へ入っていった。／最初に目をひかれたのは、巨きな桜の並木だった。幹は西陽に染まって輝き、芽吹き前の梢ははるか高く空に展がっていた。／なんという生命力だろう。僕は圧倒され、畏れに近い感情におそわれて、その日はそれだけで引き返してしまった」。

宮崎氏が全生園の〈人権の森〉構想に共鳴し多額の寄付金を寄せると、全生園入所者自治会も、宮崎氏が進める〈淵の森〉の保護運動に多額の寄付をして返礼するなどして東村山の里山を守る運動に協力している。

第二章　森に生きる——短歌と俳句を通して見る療養所の生活

第一節　自然への思い

ここでは、全生園の入所者がこの広大な自然を日々どのように受けとめ、またこの森のなかで暮らしてきたかを、園内誌や歌集・句集に掲載された短歌と俳句を通して見ることにする。社会的な自己表現が大きく制約されていたハンセン病療養所の入所者にとって、文芸活動はきわめて重要な意味をもっていた。数多くのハンセン病〈について〉の研究書と並んで、最近は入所者からの聞き書きを中心としたいわゆるライフ・ヒストリーを追う研究も増えたが、それぞれの時代においてハンセン病〈を〉生きた人たちによって書かれた作品を読むことは、それに劣らず重要だと考える。聞き書きはあくまでも〈いま〉という時点での反省的思考の産物にとどまる。それはそれとして意味があるが、たとえ現在とは考えが異なっているとしても、過去のある時点で考えたことは貴重である。（入所者によってつくられた文芸作品は数多くあり、自然をうたった作品はそのごく一部にすぎない。療養所の生活実態を多数の短歌作品で明らかにした著作として、鈴木禎一『ハンセン病人間回復へのたたかい』がある。）

ここで紹介する作品は、全生園の森に関するものに限定した。また、作成年代が比較的つかみ易い園内誌（『多磨』および『道標』）に掲載された作品を主として取り上げ、『歌集』や『句集』は補足にとどめた。

（1）自然と生活

天野　修「萌え出し芝に腹這へば目に近くすみれの花の群がり咲けり」

杉田相子「眼を病めば為すこともなし雨の日は雨降る音をききてすわれり」

原田　稔「木の芽吹く春の日中をほろほろと啼く鳩ありて枕重たし」

光岡良二「悲しみは腐葉土のごとわが衷〔うち〕のいづべにか積りゐるにやあらむ」

これは、一九五二年刊行の『歌集　木がくれの実』に収載された作品である。みずからのありようを透徹したまなざしで見つめた歌であると同時に、底辺に絶望感が漂うように思われる。特効薬プロミンが療養所で使用され始めたのが一九四七年、プロミン獲得促進運動が全生園で開始されたのは一九四八年秋であり、同じ歌集に掲載されている竹下道子氏の歌「いかばかり待ちし日ならむ血管に冷たき液は今注がれつ」「プロミンに傷癒えし身のやすらぎに人知れず泣きし日を思ふなり」は蘇生の喜びに満ちている。一九四八年四月三日から五日にかけて行われた全生園の植樹祭のための応募作品には、前年から始まったプロミン注射とそのめざましい効果が背景にあったのではないかと思われる。園内誌『山桜』（1948. 4/5）掲載の植樹記念作品にそれはうかがえる。

小森迷羊「病める手をいとほしみつ、我もまたナへ木うえたり人に交りて」
仲田静月「老たるも若きも園に親しみて幾代を生きむナへ木うえ込む」
岡田松譽「うつし世を否まず苗木植えにけり」
平松百合男「苗木植う住みつく多摩を故郷とし」

プロミン等の新薬が開発され、ハンセン病が不治の病ではなくなり、菌陰性となっていわゆる社会復帰をした人たちや、いわゆる労務外出をする人たちが増えたが、他方で、プロミンが体質や病状に合わず症状を悪化させた人もいた。また、後遺症で悩む人、その後もつづいた園内作業で怪我をする人、そしてなにより社会的な偏見・差別で社会に復帰したり故郷に帰ることができない人も大勢いた。退所規定のないらい予防法が存在するうちは、一時退出は可能でも、正式には園の外で生活することは法律的には不可能であった。らい予防法が廃止され、ハンセン病国家賠償請求訴訟で患者原告が全面勝訴しても、園外で働いたり生活するには年齢的に遅すぎる人たちが大勢いる。家族との連絡が途絶している人も少なからずおり、死後も実家の墓には入れず、園内の納骨堂で永遠の眠りにつくのが一般的である。

こうした状況のなかで、療養所に生活する人たちを日々慰め励まして来たものの一つが、療養所の豊かな自然であった。

杉田相子「小鳥の声に目さむる静けさはこの病床の一つのよろこび」（『山桜』1950. 8）

荒川武甲「啓蟄や生き耐へて来し大地踏む」（『句集　芽生』1957）

宇田川涙光「緑蔭のしづけさに居て点字読む」（同右）

仲田静月「大杉のほこ先に来鳴くオオルリの声より園の朝がはじまる」（『多磨』1966. 6）

森下静夫「鶏が鳴き草花を植ゑ小鳥来る夫婦寮舎にひと日遊べり」（『多磨』1967. 12）

上田錦水「郭公の声を聞きつつ郭公の話はずめり読書のひと時」（『多磨』1968. 9）

これらの作品から、療養所の自然のなかで入所者が静かに暮らす日々がうかがえる。あるいは、戦前・戦中の劣悪な環境や戦後の混乱からようやく立ち直り、生活に落ち着きを見出せた感慨が伝わってくる。荒川武甲氏の啓蟄の句にそれは象徴的に表れている。

向井星史「苗床をのぞく楽しみ日々増せり」(『句集　芽生』1957)
渡邊城山「花の種子蒔いて世にあるおもひかな」(同右)
秩父憂泡「折々を花と在りたき苗植ふる」(『多磨』1965. 7)

大がかりな植樹だけではなく、庭木を植えたり花々や野菜を植え育てることもこころの安らぎとなった。こうしたことも、みずからのいのちがつながれていく希望があればこそと思われる。それはまた、とくに戦時中のひどいときには毎年数十人という患者が亡くなる現実と背中合わせであった。

鈴木楽光「命若く逝きし友らを思ひつつ銀杏の下へ独り来て立つ」(『多磨』1964. 8)
坂井春月「辛夷咲く武蔵野骨を埋むる土地」(一九六六年作。『合同句集　心開眼』所収)
氏原　孝「法師蝉鳴き初めし今日友逝けり」(『多磨』1972. 11)

（2）自然にとけこむ

自然に対する思いは、いわゆる健常者よりも、むしろ眼が不自由な人たちのあいだでひときわ強かった。

汲田冬峯「木犀の花の匂へる道に来てここよりゆけと杖渡されぬ」（『多磨』1961. 1）
牧田文雄「郭公を盲の妻もききゐんかバラ咲く蔭に額上げてゐる」（『多磨』1962. 10）
橋本辰夫「虫籠を吊りて盲の顔並ぶ」（『多磨』1971. 12）
山岡　響「園をめぐる郭公鳴きやみ朝たけぬ盲導音の郭公が鳴く」（『多磨』1974. 8）

全生園では盲導鈴にシジュウカラやカッコウの鳴き声が使用されたこともあった。いまは、春から夏にかけては音楽、秋から冬は擬似野鳥の囀りが園内各所に設置されたスピーカーから放送されている。春に野鳥の囀りがすると紛らわしいが、秋から冬にこの種の声で囀る野鳥はいないから混同されることはないだろう。最近は入所者の高齢化により、職員に押されて車椅子で移動する人がほとんどで、白杖をついて一人で外を歩いている人はめったに見かけない。それでも、盲導鈴で自分の位置を確認する役には立っているようである。

秋葉穂積「野の鳥は囀りそめぬ朝明を夜勤看護婦の炭を割る音」（『輪唱』1959）
久保田明聖「朝の茶を沸すとコンロ焚きつけし柴木の中のくろもじ匂ふ」（同右）
佐藤忠治「病室をひそかにぬけ来て盆栽に水やる友をたしなめかねつ」（同右）
山崎進志郎「癩園に近き雑木山の拓かれて新らしく建ちぬ酒屋、肉屋、魚屋」（同右）

右の作品は一九五〇年代に作られたものだが、当時の生活が滲み出ている。大切に育ててきた盆栽や庭の花木をそのまま残して病棟に入らざるをえなくなった人の淋しさや無念さは計り知れず、老齢化が進んだこんにちそうした話をますます多く聞くようになった。

（3）隔離の象徴としての柊

絶対隔離政策をとるわが国のハンセン病対策は、患者を療養所に閉じ込めることを基本としており、垣根を越えて園外に逃走することは厳罰に処せられた。逃走とまでは行かずとも、無断外出は厳しく禁じられた。他方で、監視職員の目を盗んで一時外出する者がいたことは事実だし、一九七〇年代以後は正門から出入りして無断で各地に旅行することも黙認されたようである。しかし、一九九六年にらい予防法が廃止されるまでは、退所規定がないために園外での治療も社会保障も受けられず、公式には退所は困難であった。療養所を囲む柊《ヒイラギ》の垣根はこうした隔離政策の象徴となり、全生園の森や自然を歌った作品のなかで柊垣を題材とする作品は多い。それだけ強く心理的な圧迫を与えていたのである。

陸奥勇輔「柊の垣根の外を自動車行き小石とぶ音時折り聞ゆ」(『多磨』1957.5)
桜戸丈司「柊の咲きこぼれて花の匂ふ道吾が世を限り植うる高き生垣」(『輪唱』1959)
佐藤忠治「柊の垣外を行く靴音に声かけてみたし隔離療養者われは」(同右)
山崎進志郎「柊の垣根ひそかに越えて来て草木瓜咲ける野にそ憩へる」(『多磨』1963.7)

そのようななかで、園内で起きたある事件をきっかけに、一九六〇年二月、園当局はこれまで三メートルほどの高さがあった柊垣を半分の高さまで刈り込み、園の内外を見透し易くした。これは精神的な開放感を与える一方で、外から好奇の目で見られることを嫌う患者や入所者は、垣根に沿って作られていた園の内側の歩道を散歩する習慣を中止した。そうした複雑な心境が短歌や俳句に見られる。なお、鈴木和夫氏の歌にある「無菌地帯」とは職員地帯を指し、患者地帯とのあいだにかつては堀や柊垣等があり、そのあいだの出入りは職員によって厳しく制限されていた。

山岡　響「五十年のしきたり破り癩園の垣根一メートル低く刈られぬ」(『多磨』1960. 7)

同右「垣根ひくく刈れば監視の目がきくと軽病者君の言葉するどし」(同右)

鈴木和夫「垣根より無菌地帯に背伸して麦の畑吹く風をすがしむ」(同右)

多山良一「低く刈りし垣根を夕べめぐりゆく折々バスの客に見られつつ」(『多磨』1961. 1)

森下静夫「低く伐られし柊垣に新らしき鉄の門あり鍵かけてあり」(同右)

多磨全生園がある東村山市と、隣接する清瀬市にも宅地化の波が押し寄せ、秋津や久米川の駅から全生園まで一面の雑木林と畑であった土地は次々と開発され、一般住宅は全生園のすぐ近くにまで迫ってきた。そうした光景は、長く園内に隔離されてきた入所者の関心を集めた。

仲田静月「垣外の木山を切りて建つ家の敷地を分けて建つ旗のかず」(『多磨』1962. 11)

中村五十路「癩園の垣根の近く荒れしままありし分譲地に二階家の建つ」(『多磨』1963. 10)

森下静夫「柊の垣根の外に灯のつきて家の建ちしを吾は知りたり」(『多磨』1964. 4)

飯川春乃「柊の垣低くなり自動車のトラック・ハイヤー絶ゆる間のなし」(『十字架草』1996)

かつては入所者が垣根を破って脱走し監房に入れられた時代もあったが、その逆の〝事件〟が生じることになるほど時代の変化も甚だしい。柊垣から園の内部に侵入する者が現れたのである。また、不妊手術や堕胎が半ば強制されたハンセン病療養所では、子どもの姿を見かけることが少なかったから、園の内外を隔てた壁が破れ、子どもたちが園に遊びに来ると、いまでも入所者は大喜びする。お花見の季節や納涼祭、秋の文化祭には近隣住民が数千人単位で全生園を訪れる現状を悪く言う入所者はいない。しかし、同時に物品や庭の植物、畑の作物等を盗む泥棒も現れた。

汲田冬峯「柊の垣の破れより入りきて癩園の桜見る人のあり」（『多磨』1967. 7）

同右「癩園の桜の花の下にあり酒汲み交はす見知らぬ三人」（同右）

鈴木敬蔵「柊の垣より入り来て癩者等の作りし黍〔もろこし〕盗み行くとぞ」（『多磨』1968. 11）

森下静夫「癩園の垣根破れし公園に入り来て遊ぶ子供らのこゑ」（『多磨』1970. 12）

柊垣にまつわる短歌や俳句は尽きないが、この節の最後に、長く盲人会会長を務めた汲田冬峯氏の一連の短歌と、同じく盲人会で活躍した森下静夫氏の短歌を数首紹介したい。

汲田冬峯

「六十年歴史重ねし癩園の柊垣根は生き生きとして」（『多磨』1970. 1）

「法律の力をもちて脱柵を防ぎし柊今は破れをり」（同右）
「柊の垣のうちより幻の故里みしも遠き日なり」（『大樹の風』1987）
「柊垣低く刈られて茫々と風雨に耐へて来し七十年」（同右）

森下静夫

「柊の垣根に十九歳で入り八十七歳になりにしわれか」（『多磨』2005.1）
「柊の垣根より出ずこの今は両義足はづされて部屋より出でず」（同右）
「柊の垣根を出でて広らなる社会の空気を吸はむと思ふ」（同右）

（4）望郷の丘

高い柊垣に囲まれて園外と遮断された生活を強いられた患者・入所者は、また、強い社会的な偏見・差別により故郷に帰れず、家族と連絡もとれないなかで、望郷の思いは募るばかりであった。そうした入所者の気持ちを慰めるためと、同時に山野を開拓して造成した土地ゆえに大量に出た残土の処理とを兼ねて、一九二二年、患者作業により築山が造られた。平地にある全生園では、この築山が一番高い場所となり、柊垣を越えて近隣の民家や畑、道路が眺められるほか、空気が澄む季節には富士山や丹沢山塊、秩父連山等々が眺められるため、子どもたちや入所者が折々登って、遠くふるさとを思う場所となった。こうして築山は望郷の丘と呼ばれたが、外出が比較的自由になると築山に登る人も減り、いまでは近隣の子どもたちの遊び場になっている。

鈴木楽光「望郷の丘と名づけて安らひをここに求めし幾千の人」(『多磨』1975. 12)
三村辰夫「起伏なき全生園に小さき丘望郷台と誰か名付けし」(『多磨』1979. 3)
森下静夫「在り馴れて過ぎし四十年望郷の丘に登るといふこともなく」(同右)
汲田冬峯「癒えざりし病ひ思ひて通ひ来し望郷の丘今は枯れ果つ」(『多磨』1979. 5)
　同右「望郷の丘に向ひて旗揚げ皇居遙拝せし日もありき」(同右)
　同右「望郷の丘に防楼築きては敵機に備へし日は若かりき」(同右)
飯川春乃「つぎつぎに築山の花咲きたれば故郷の花山瞼に浮かぶ」(『多磨』2002. 8)
駒場ケサ子「遠き日を思ひ出せり築山に登りて読みし祖父の便りを」(『多磨』2007. 4)

第二節　ふるさとの森づくり

（1）消え行く老木

T・N「一本の欅」（『多磨』1969. 6）

「ある朝目を醒まして、向いの空の、いつもそこにある筈の大欅があとかたもなく無くなっているのを見た。

遠方にある木であるが、冬の枝は高いところをさし、夜は、月の満ち欠けが幾度となく行なわれた。いまのとき四月半ばを越えると、あかい霞が高い枝をつつむように葉萌えがはじまった。それがそこに何にもないのである。私は錯乱した。いくら考えて見ても、そこにあったと言えない記憶の不確かさが私を恐れさせた。

全生園に入所して三十年、そのときの境遇と健康度によって私は数多くの寮舎を転々とした。結婚当時は、私よりはるかに元気であった妻は、一眼を廃い、両手両脚ともに下げてしまった。長い年月ではある。私が見つづけて来た一本の欅がどこにあってもよいことなのではないだろうか。私は平常であって平静であるべきなのである。ただ世の普通人であれば吾が子の育ちに追いかけられ、このようなぼんやりした人生はとても送れなかったことであろうことを改めて思い淋しむのである」。

社会復帰者や労務外出者が増えたほか、入所者の長年のねばり強い闘いによって療養所の改善がはかられ、介護も含めたいわゆる患者作業は職員作業に切り替えられ、施設整備も進んだ。他方その結果、寮舎や病棟改築のため由緒ある樹木が切り倒されたり古い施設が放置されたりといった環境の変化が現れた。そうした情景を歌った作品が一九六〇年代以降目立つようになった。それはただ樹木が伐り倒されることへの歎きではなく、療養所のなかで長年暮らしてきた自分たちの生への問い直しが迫られたからでもあった。

津村与根夫「栗の木も柿の木もきつぱり諦めて軽不自由舎に吾は移り来ぬ」（『多磨』1964. 1）
久保田明聖「人住まぬ寮舎夏草茂るまま」（『多磨』1966. 11）
田畑馬邑「療園に無住寮増え草は穂に」（『多磨』1966. 12）
三枝眞咲「惜しげなく伐り倒し行くおぞましき無用の用といふもあらむを」（『多磨』1969. 10）
汲田冬峯「八十年の樹齢を経たる木犀が会館建つと切り倒されし」（『多磨』1991. 7）

隅　広「惜しみつつ松を伐りしか切り口のその不揃ひに触れて思ひぬ」（『多磨』1992. 3）
中津好子「老木の桜の伐採おしまれつ新病棟の建設今日はじまりぬ」（『多磨』1997. 2）

（2）森をつくる

多磨全生園での組織的な植樹としては、戦前の一九三一年長島愛生園開設のため全生園から患者八一名が転園したときの記念に植えられたイチョウ、台風で全壊した外島療養所の患者七〇名が全生園で一時療養所し一九三六年に邑久光明園へ転園する際に植えられた吉野桜二〇〇本、一九四〇年に紀元二六〇〇年を記念して植えられた二六〇〇本のケヤキなどがあったが、その多くは戦中・戦後の混乱期に公的ないし密かに伐採された。その反省と戦後復興への願いを込めて、一九四八年に園内緑化が大規模に実施されたことはすでに述べた。そして、その後の社会環境の変化や前述の療養所内部の変化のなかから、全生園を〝ふるさとの森〟として計画的に植樹する計画が立てられ、順次実施されていった。ふるさとに帰りたくても帰れないさまざまな事情を抱えた入所者の複雑な思い、そしてなによりも自分たちがここで生きてきたことの〝証し〟を残したいという気持ちが織り混ざって、この森づくり運動は大勢の入所者の参加と共感を得て展開された。

直井　勉「われらここに終わらむとして植ゑにける欅並木のていていと伸ぶ」（『多磨』1969. 7）
三枝眞咲「わが植ゑて四十五年の梅の樹に百舌鳥の仔五つ孵りゐるらし」（『多磨』1974. 2）
山崎進志郎「この道に桜を植ゑて年久し導かれ来て花を見るなり」（『多磨』1977. 7）
坂井春月「故郷の森造り五年計画の記念すべき日よ四千本の植樹」（『多磨』1983. 7）
飯川春乃「病むわれらの終の療園年どしに植うる苗木の緑増しゆく」（『多磨』1984. 3）
園あゆみ「後の世に緑の森を残さむと苗木を植うる園の人々」（同右）
森下静夫「終焉に向ひつつある癩園を緑の森にと願ひ植樹す」（『歌集　固定されし椅子』1982）

直井氏の短歌にあるケヤキ並木は戦前の皇紀二六〇〇年記念植樹のものだが、いまも園の東側、ハンセン病資料館横を走る街道沿いに残っている。そのあとの二つの短歌も以前植樹された木が成長したありさまを歌ったものだが、こうした植樹の実績と木々への入所者の熱い思いがあるからこそ、新たな森づくりの呼びかけに多くの人が応えたのであろう。

大津哲緒「県木の名を読む友に従ひつつ命伸ぶがに遊歩路めぐる」（『多磨』1987. 3）
森下静夫「緑の木々ふえゆく園に界隈の子らが小鳥の巣箱かけくれぬ」（『多磨』1987 .5）
橋本辰夫「緑化運動成りし療区の森林に生れし小綬鶏庭に来て鳴く」（『多磨』1993. 6）

浅野俊雄「武蔵野の林の中の療園にみどり慕ひて園児らの来る」(『多磨』1995. 11)
川島雛子「遊歩道に森林浴の恵みあり実生の木々の生命たくまし」(『多磨』1996. 3)

緑化運動の成果が現れて、森がこの土地と生活に根づいている様子がこれらの作品からうかがえる。

つぎの項で紹介する作品は、こうして大切に守られ、かつ新たに育てられている全生園の森の存在を率直に喜びみずからのものとした作品であると同時に、全生園の自然がいかに豊かなものであるかを表している。宅地化が進む東京郊外にあってこれほど豊かな自然はいまや貴重である。

(3) 豊かな自然

桜戸丈司「癩園の緑清しみ鳴きて来る郭公の声ホトトギスの声」(『多磨』1972. 9)
汲田冬峯「木葉木菟〔コノハズク〕間近にきけば木魂して真夜のわが身の浄まる思ひす」(『多磨』1973. 12)
橋本辰夫「がちゃがちゃの鳴きしきりなる草丘が心に見えて眠り入りぬ」(『多磨』1974. 1)

上田錦水「蝉の声山鳩の声くつわ虫背にききつつ杖並べ来つ」（同右）
児島宗子「小鳥来るベットを窓の辺に移す」（『多磨』1979. 1）
小林熊吉「渡り来る郭公長く止どまるは森の深さを好みしならむ」（『多磨』1990. 2）
上田錦水「人生に欠くべからざる樹木こそ空気清める自然の良薬」（『多磨』1991. 8）

樹木こそ空気清める自然の良薬である。しかし、豊かな自然は思わぬ反応を近隣に住む都会人のあいだに引き起こした。秋には全生園の森から大量の落葉が〝ゴミ〟となって拡散・堆積する。ダイオキシンの害が叫ばれ、野外の焚き火を禁止する条例が全国の市町村で制定された。落葉は、一部で堆肥として利用される以外は、廃棄物として公共の清掃工場で焼却処分される時代になった。「垣根の　垣根の　曲がり角　焚き火だ　焚き火だ　落ち葉焚き」などという巽聖歌作詞・渡辺茂作曲の童謡の世界はこれからの子どもたちにとって死語の世界となるだろう。落ち葉や落ち葉焚きに文化の香をかぎ詩情を覚え、人と人との交わりを思うのはもはや私たちとその上の世代の者の感傷にすぎないかもしれない。

瀬田秋月「落葉掃く手を休ませて立話」（『多磨』1989. 1）
山内きみ江「穏やかに煙暮れゆく落葉焚き」（『多磨』1992. 2）

山内きみ江「落葉焚く煙り漂ふ今朝の園」（『多磨』1995. 2）
飯川春乃「枯れ落葉踏めばぱりぱり音たてて煎餅食ぶる音かとまがふ」（『多磨』2002. 3）
汲田冬峰「突然に降り来し落葉わが魂に当りしごとく触れて落ちにき」（『大樹の風』1987）

（4）最後の一人まで

ハンセン病が治る病気となり、新患者がほとんどいないわが国では、全国に一三ある国立療養所と二つの私立療養所は、「ハンセン病の」療養所としてはすでに機能を停止し、いわば老人ホームとなっているが、いずれこうした療養所そのものが不要になることはまちがいない。多磨全生園の入所者は現在三百数十人である。いずれ数十人、数人、そして最後の一人となることは数字上十分ありうる。厚生労働省は、最後の一人まで責任をもつと述べたと伝えられるが、それがどのようなかたちで実現されるかについて入所者は不安を抱いている。各療養所内の施設統合がすでに進められており、さらに療養所そのものの統廃合が噂されている。入所者の多くは、生まれ育ったふるさとを追われ、長年生活した療養所を第二のふるさととして捉えているが、この第二のふるさとも追われるのではないかと心配している。全国ハンセン病療養所入所者協議会は、二〇〇七年六月六日に開かれた第六六回臨時支部長会議で「ハンセン病問題基本法要綱」を確認した。その基本理念は、国の責務として「過去のハンセン病政策による被害の原状回復」を求め、具体的につぎの三つの要求を掲げている。

（一）ハンセン病に対する差別・偏見の除去並びにハンセン病患者であった者及びその家族の名誉の回復。

（二）入所者等がその居住するハンセン病療養所でたとえ一人になっても社会のなかで生活するのと遜色のない生活及び医療が保障され、安心して暮らせるようにすると共に、地域社会においてハンセン病療養所が開かれた役割を果たすこと。

（三）ハンセン病患者であった者が社会に復帰することを支援し、かつ、社会内で生活することを終生にわたって援助すること。

本章では、全生園の森が入所者にとってどのような位置を占め、また入所者が森とどのように触れ合って来たかを、入所者による短歌と俳句を通して見てきた。最後に、森での暮らしが入所者にとっていかに安らぎとなっているかを、最近の作品で確認しておきたい。そのことによって、たとえ入所者がごくわずかになったとしても、すでに高齢になっている人たちを統廃合等で長年住んできた療養所から引き離すことがいかに残酷であるかが明らかになるであろう。

飯川春乃「園内を散歩に行けば庭木の花到る所ありて楽しみ覚ゆ」（『十字架草』1996）

長谷川と志「杖つきて治療棟へ行く道辺歩道の片へに太樹茂れり」（『道標』2000. 2）
児島宗子「住みよくて好きな武蔵野小鳥来る」（『多磨』2001. 1）
　同右「小鳥来て見舞客来て病よし」（同右）
高泉みき「木犀のくまなく香るわが園よ」（同右）
荒川武甲「哀史秘む療園の森小鳥来る」（『多磨』2001. 6）
山内きみ江「緑蔭に憩ふ人らの車いす」（『多磨』2003. 9）
汲田冬峯「小鳥らの囀り縁に座り聞く盲ひしわれの安らぎのとき」（『多磨』2003. 11）
浅野俊雄「午前六時起床ただちに傘持ちて園内一周す今朝も欠かさず」（『多磨』2007. 1）
駒場ケサ子「桜花の下はうからら〔等〕の花の宴芝生は子らの駆けまはりゐる」（『多磨』2007. 7）

二〇〇六年秋に開催された第三三回全生園まつりの標語は、「絆——絶ちがたい想い・交流」であった。これにちなんで坂井春月氏はつぎのような短歌を発表した。

「絶ちがたい想いの絆断ちし人集う全生交流の森」

第三章　森に願いを——一人一木運動

「この春、緑化委員会のよびかけにより、私も全生園の森作りに協力して、椿を一本私の名前で植えてもらった。思えば遠いふるさとのわが家の裏山に数本の椿があった。その赤い椿の花に口づけて蜜をすうめじろの愛らしい姿が一幅の絵となって瞼に浮かんでくる。それと同時に幼い私を溺愛した祖母の笑顔がうかんでくる。私が死んだら納骨堂におさめていただくはずであるが、魂は遠く故郷へ飛んで、あの老松の木下〔こした〕に眠り給う祖母のふところにいだかれてつもる話を聞いてもらいたいと思う」（宮田正夫「年々歳々」、『多磨』一九八三年に掲載、のち『闇から光』一九九二年に収録）。

一人一木運動とは、一九八二年に多磨全生園入所者自治会が始めた緑化運動の一つであり、ツバキかサザンカの苗木と肥料代で一口五千円のカンパを入所者から集めた。

一九八二年三月一五日発行の『自治会ニュース』から、その呼びかけ文を拾ってみよう。

「自然と人間のかかわりを深め、触れ合う、自分の木がこの園内に残されてもいいのでは、という趣旨から、希望があれば、公共の場所に夢を託した木を植えよう、ということになりました。人は今、自然ともっと触れあうことが大切な時だろうと思います。墓参の行き帰り、自分の木と花を見て楽しむ。個室にこもりがちな人々にとっても、そこに語りかけが生まれればと希っております。盲人の方でも、そこへ行けば触れることのできる自分の木がある、そう思っただけでも心がなごむのではないでしょうか。そして木は記念樹としてこの大地に永久に残される、それは生きてきた者のしるしとして。そういう夢をもとう、という発想から一人一木運動を起こすことになりました」。

この運動は成功し、最終的に一八〇口の応募があった。ほとんどが入所者であるが、草津の栗生楽泉園や沖縄の宮古南静園の入所者、社会復帰者、大谷藤郎厚生省公衆衛生局長（当時）、全生園園長、職員などの参加もあった。

最初に、この運動に参加した人や、このとき植えられたツバキとサザンカに親しむ入所者の短歌と俳句をいくつか紹介したい。

大野晃詩「後の世に緑の園を残すべくこぞりて植ふる一人一樹」（『多磨』1984. 3）
山岡　響「献木を聞きしは幾月前なりし待ちて久しき雪椿の花」（『多磨』1985. 9）
長谷川と志「亡き夫の献木したりし山茶花の白花ひと目見せたきものを」（『合同歌集　青葉の森』1985）
大津哲緒「幾人はすでに世に亡く山茶花の咲くそれぞれに名札着けあり」（『多磨』1990. 2）
広野初代「山茶花の花盛りなり育て来し一木運動の名札見つむる」（『多磨』1992. 3）
島田秋夫「北風に負けじと山茶花咲き競ふ医局への道を妻の車椅子押す」（同右）
大津哲緒「山茶花の咲く花ざかり寄贈者の一人一人の名札読ましむ」（『多磨』1993. 2）
宮田正夫「献木せし山茶花の苗木が華やかにピンクに燃えて姉妹の目をひく」（『多磨』1996. 4）
飯川春乃「ゆらゆらと名札の揺るる椿の木太くなりたる夫の献木」（『十字架草』1996）
大津哲緒「寄贈者の名札掛かれる山茶花の寒きに咲けど君すでに逝く」（『多磨』1998. 3）
汲田冬峯「山茶花の花にふれむと車椅子下りて近寄る土やはらかし」（『多磨』1999. 1）
生田美千代「山茶花の花に亡き人重ねみる」（『道標』2004. 10）
小林伊津子「聖堂へ献木並木椿咲く」（『多磨』2005. 6）

一人一木運動で植えられたツバキとサザンカは、いまも園内の中央通りとセンター西通り、ケヤキの丘に残っており、毎年赤や白のきれいな花を咲かせて入所者や道行く人を楽しませている。植えられた株のうち数十本が、センターや諸施設の改築・新築等で移動を余儀なくされ、納骨堂周辺ほか数箇所に移されたと言われるが、名札が残っている保健科の脇の十数本以外は名札がなく、どの木がこの運動で植えられたものかわからなくなっているのは残念である。自治会に残されている参加者名簿と実際に確認できる株を比較すると、二〇本が行方不明になっている。名札も破損したり紛失したりしたものが多く、本来の趣旨からして早く名札を修復すべきではないかと部外者ながら思うが、これまで何回も修復したが悪童たちに壊されたという話である。運動に参加した人の八割が故人となっており、右に紹介した短歌や俳句に詠われているように、折々木や名札を見ては献木した方たちを偲ぶ人が多い。もちろん、ご存命の方たちは墓参や医局通いの折に、自分が植えた木が大きく育っているのを見るのを楽しみにしている。

以下に、この運動に参加した入所者のお話を紹介したい。ただし、個人情報ならびに他人について言及された箇所は省いた。配列は五十音順とし、ご本人の希望で匿名ないし変名とした方もいる。

荒川武甲さん（二〇〇六年二月一五日、一一月二日、一二月一八日、二〇〇七年八月一五日取材）

「昭和二一年〔一九四六年〕にここに来た。秩父の出身で、荒川武甲という名前はそこからとった。ここに来たときは、道のへりに、並木というほどではないけれど、あちらこちらに木が植わっていた。プラタナスが多かったね。秩父ではプラタナスに縁がないから珍しい木だなあと思った。それからまもなくだな、ミツバカエデをたくさん植えたのは。これはこの土地に合っているとみえてたちまち大きくなった」。

「〔戦時中〕燃料がないから、食糧を買い出しに行ってもそれを煮炊きするのに困った。このなかのめぼしい木は切ったので、夜なかに垣根の竹を抜いてたきぎにしたこともあった。共同で暮らしているから自分だけ良い子になっているわけにはいかないからずいぶん切ったなあ。昭和二三年頃視力が弱くなったが、三一年頃白内障の手術をしてふたたび目が見えるようになって、あちこちからカタログを取り寄せて木を購入したり種子を蒔いたりした。その頃に植えた木がいま大きくなって、ときどき会いに行く。聖公会のところの白木蓮も私が植えた。メタセコイアも、三三年だったか苗木を取り寄せた。いまでもときどき行って触ってみるけれど、いやあ、こんなすごい株になるんだなあと。その反対側にハンテンボクというのがあるでしょう、ふつうはユリノキと言うけれど、けっこうきれいな花が咲くね、薄緑色のね。それもすごく大きくなって、落雷が危ないからというので途中で切られてしまった。あれが切られるときはほんとうに自分の胴体が切られる思いがした。クスノキがあちこちに残っているでしょう。長島の愛生園にいる私の友だちの友だちが種子を送ってきて、蒔いたら一〇〇パーセント生えて、あちこちに植えたけれど、病棟の新築がどんどん進んでみんな切って捨てられてしまった」。

「個人で植えた木は、ふるさとにあった木を懐かしさで植えることが多い。子どものときに遊んだ木とか。自分が種子を蒔いたクスノキやメタセコイアやユリノキなどに愛着がある。矢嶋公園のところにある県木のなかに白ムクゲがあるでしょう、あれは私にとって懐かしい。うちの庭にあったから。苗を買って植えたけど、いまそうとう大きな木になっている」。

「一人一木運動に私も参加した。第一センター一六寮の西に白ツバキがある。もう少し経ったら咲くと思う。あれも大きくなったね。まえは一メートルもなかった」。

「夜なかにその辺を歩いてどの虫がどの辺にいるなということがわかっていた。この付近でも昭和三〇年頃かな、カンタンがいた。第三センターにいた頃も、草のあるところにチンチロリンのマツムシがいて、じっと待って聞いた。いまはコオロギもいなくなった、消毒が徹底しているから。その代わり蠅も蚊もいないものね。これは不自然というか異常だね。いまはほとんど外に出ない。一人で出られないから。介護員さんについていってもらわないと歩けない。足が弱くなったせいもあるし頭も悪くなったし安定性がなくなった。一人で歩くなと言われているから、勝手にふらふら出歩くわけには行かない。職員と一緒にその辺をぐるっとまわって来るけれど、職員は植物や鳥の名前をぜんぜん知らない。足許に草が生えていても気がつかない。小鳥の声も、関心がないと聞こえない。いま頃はウグイスの笹鳴きが聞こえる。介護員さんとまわっていると聞こえてくるけれど、関心がない人には聞こえない。前はTさんが園内放送でいろいろな季節の便りを絵のカットのようにいれてくれた。まあ絶対ない話だけれど、もし目が見えるようになったら、まず植物園へ行っていろいろと植物のほんとうの名前を知りたい。ああこれはこういう名前だったか、と見たいと思う。そういうことはもうない」。

石神耕太郎さん（二〇〇六年二月二〇日取材）

「昭和一六年〔一九四一年〕七月の一五日にここに入りました。私は傷痍軍人です。戦地で足が痛くてどうしようもなくなり、野戦病院をいくつもくぐって日本に帰還ということになり広島の陸軍病院に入りました。そこから宇都宮の陸軍病院へ転送され、そこに四月の終わり頃から七月までおりました。宇都宮の陸軍病院も厳しかったです。徹底的に隔離されて一歩も出られないのです。病気になったときはつらかったですよ。だけれども、広島の陸軍病院を出るときに、婦長さんが私にこういうことを言ってくれたのです。庭先の砂のなかからチューリップが頭を上げてきたのです、四月でしたから。そしたら私を庭に連れて行って、ハンセンになっても――当時はハンセンなんて言わないですが、そんな病気になってもけっしてがっかりしてはいけない、あのチューリップをご覧なさい、冬のあいだは土に埋もれて雪に抑えられておってもいまはあのように立派に芽が出てきてこれから人を慰めるようになると。あんたもしっかりして良く治療して、けっして自殺したり無茶なことをするんじゃないと言われました。陸軍病院などでうんと厳しく差別を受けてきたので、ここへ来たらわりあいと開放的なのですよ、大勢いてね、眼が見えない人でも何人か散歩しているし、それなりにみんな楽しくやっていて、私もそのなかに早く飛び込めたです。宇都宮から来て、赤羽に着いたらここの自動車が迎えに来てくれました、収容自動車と言うのですが、そこに衛生兵と一緒に乗り込んでここまで来たのですが、来たら、収容病棟がきれいな病棟で、お風呂がざぶざぶとお湯が沸いて流れている。看護婦さんが、兵隊さんお風呂に入ってくださいと言うのです。それは嬉しかったですね、私は一五年の一二月頃に志賀高原の山のようなところでドラム缶の風呂に一回ちょぼっと入ったきりで、それから七月まで風呂に入れなかったのですから、それがここに来たらなみなみと溢れる風呂にざぶんと入って、新しい褌で饂飩縞《うどんじま》の浴衣をくれてそれにへこ帯を締めてベッドの上に大の字になって寝た。看護婦さんが、どうですかと言うから、いやあ看護婦さんここはいいところだねと言った。その看護婦さんが定年退職するときに、私はこれまで大勢の人の収容にタッチしたけれど、ここは良いところだと言ったのは石神さんだけだったと言いましたよ。それでもここは厳しかったですよ」。

「ここでの盆栽の始まりは昭和八年〔一九三三年〕、いまから七二、三年前からだそうです。二二、三人で始めて、夜店で買ってきたサツキをみんなで育てたそうです。そして大きくなりつつあるのを一年に一回ずつもち寄って展示会を自分たちで開いて、それでだんだん盛大になっていた。展示会はずっとやっています。いまは公会堂を使えるので楽なものです。前は露天でしたから、トタン屋根で、雨が降ればどうしようもない。私が盆栽を始めたのは昭和一七年頃からです。兵隊へ行く前に紀勢本線の鉄道員だったのですが、駅の工士長が盆栽好きで、日曜日ごとに南京袋をもって田舎の山に苗を探しに行くのです。それを小鉢に入れて玄関に並べてあるのを見て私も非常に気に入って、それで覚えたのです。全生園に入った翌年から古老たちにもらって庭に何鉢か並べてやっていました。だから盆歴は長いです。四月になると毎朝四時半に起きて、盆栽の根っこを見ているのが好きで、根張りを見ていると何とも言えないです。ハンセンでここに入っているという暗い感じがないです。忘れてしまう。そとから来た人はここがパラダイスだと言うけれども、それにはたいへんな苦労がありました。だけどまあ、いまはほんとうに良くなりましたね、何というか、ありがたいです。せめてもう少し、もう少し早ければ、もう三〇年も早くにこうなってくれればね、元気なうちに」。

沖いずみさん（二〇〇七年一月二六日取材）

「全生園に入ったのは昭和一七年〔一九四二年〕八月五日です。目黒の慰廃園から四、五〇人一緒に来ましたが、いまでも残っているのは山田さんほか三、四人です。私の出身地は仙台です。ここに来た頃は殺風景なところで、人家は少ないし山のなかに来た感じでした。一人一木運動に参加したのは、園内放送での呼びかけを聞いたからです。申請した人は名札をつけるという話だったのに、何も言わなかったら名札が立っていた。とうちゃんのツバキは元気だったのに、私のサザンカは細くて元気がなく枯れそうだったので、自治会役員に頼んで植え替えてもらいました。青葉の頃がとくに気持ちが良いです。あの頃〔一木運動の頃〕に植えた木で枯れたのは見たことがないです。同じ木が多いけれど皆青々としていて気持ちが良いです。ケヤキは芽吹きのときと若葉がきれいで、こころが癒されます。散歩はよくします。ほかに楽しみがないから。シデコブシはあっと言う間に咲くわね。もう冬芽がふくらんできた。咲くと香がいい。ロウバイも咲いているらしいですね。今年は桜も早いでしょう。小さいサクランボがなる桜が面宿〔面会人宿泊所〕の前にありますね。みんなお庭にいろいろな花を植えたので、散歩してそれを見てまわるのが楽しかったです。菜の花はきれいですね。桜の下で一緒に咲くととてもきれいです。お花見はいまは社会の人が多くなってなかの人をあまり見かけません。外から人が来ていると私たちは通りづらいです」。

「うちの人が死んで八年目に入りました。八二歳で亡くなりました。自然が好きで、化成小学校の分校があったとき子どもたちと木に名札をつけて歩きました。一木運動は二人一緒に申し込みました。うちの人は釣りも好きでしたね。園の外によく釣りに出ていました。私はお花やカラオケなんでも手を出しました。沖いづみという名前で短歌をつくって『多磨』に載せていました。慰廃園の『黎明』という雑誌に短歌を出していた頃は、波野いづみという名前でしたが、とうちゃんの名前——沖健二という名前で文章を書いていました——をとって沖いづみに換えました〔現在はいずみ〕。日常生活を歌う写生短歌をよく作ります。〈ぬた〉――歌まで行かないものを一つ紹介しましょう。

武蔵野の面影淡く残りゐて雑木林の細き道行く

これは、清瀬へ友だちと買い物に行くときに雑木林の細い道を通って行ったときのことを思い出して作りました。最近つくったのでは、

健やかに生きる八十路をいとおしみつ夫〔つま〕と歩きし細き道行く

私は〔歌を作っていると〕夜眠れなくなるのでやめました」。

「センターは住み良いところです。バラが好きだった父ちゃんがバラをたくさん植えました。蘭も作っていました。今は、私が楽しみに枯らさないように造っています。さわやかな風の流れの庭に立って、ながめていると楽しい色々な思い出が浮かんできます。それをながめている時が、最高のなぐさめの時です。これからも大事に育てていこうと思います」。

上川敬次さん〔二〇〇七年三月一一日取材〕

「私がここに来たのは昭和二五年〔一九五〇年〕で一五歳でした。建物もぼろくて、道路も道路と言える状態ではないからほこりがすごかった。障子紙は穴だらけ。一部屋が五人から六人で四部屋あって、八人ぐらいで一つのトイレを使う。ご飯などは炊事というところに取りに行く。少し年が

進んでから大人の部屋に入れてもらった。入ったときは大人の人たちがよく面倒見てくれました。食べ物がなかなかなくて、食事はうどんとかそういうもので。うどんでもいまと中身が違う、材料がね。ご飯も、麦を混ぜてあった。でもそういうのも御馳走でした。うち〔実家〕より良かった。一八歳ぐらいになって仕事に出た、造庭部ね。造庭部は園芸部と違って、いま園内一まわりの垣根は低くて穴だらけですが、むかしは柊で、六尺あって外が何も見えないぐらいびっしり生えていた。その垣根を刈っていた。外側はやらないで内側と高いところだけです。まったく外に出られないほどびっしり生えていて、職員がけっこうまわって歩いていた。それでもけっこう出て行って、燃料を仕入れてきたりしていた。柊がびっしり生えていて、葉っぱが痛くて入れない。それでも物がないから物々交換で芋などと交換してきたりした。その頃は酒もなくて、ここでご飯を残して干してどぶろくを作ったりした。私も飲まされた。いまと違ってみんな同じような家だから、〔酔って〕間違って入ったりした」。

「一人一木運動に参加したのは、自治会で募集があったからで、特別な考えはなかったけれど、申し込んでみようと思った。いまでもたまにのぞきに行きます。大きくなった。前は細かったけれどね。あれは申し込んだ順に植えてある。むかしは夜になると娯楽とかがないから、夕方になると蚊に食われながら築山に行っては時間をつぶしていたものです。うちの国のほうを見たり、見えるわけではないけれど。いまの夫婦舎のほうはほとんど畑だった。その頃は一四〇〇人ぐらいいたかな。子どもも多かった。垣根まわりは、運動というか退屈しているからよくやった。一まわりするのもけっこう広かった。歩くところはみんな畑だった。みんなお百姓で畑を作って良い物ができると炊事におさめた。品評会というのもあった。私は菊作りをしました。その頃はすごかったよ、大きい三本立てのね。懸崖もあったし。いまの売店のほうまでずっと並べて、大会に出すのだけれど、いまはそういう会がなくなった。いまでも何人かやっているようだけど。私も出品しました。菊は花が咲く頃になるとたいへんなんだ。風が吹いたり雨が降ったりすると心配で。一年中だからね、菊作りは。盆栽作りも、うまくないけどやりました。いまああいう大がかりな盆栽をやっている人は少なくなった。入院したらもう諦めなくちゃ。人に頼んでもその人が知らなかったら枯らすだけだからかえって預かった人がかわいそうだよ。籠に飼っている鳥も、インコなども〔飼っている人が〕大勢いたよ。亡くなったあとがかわいそうだからと飼わなくなった」。

国本　衛さん（二〇〇六年八月二九日取材）

「一人一木運動に参加した人もだいぶ亡くなっていますね。札もしょっちゅう取り替えたけれど、取り替えても取り替えても子どもが壊した。私が緑化活動を始めたのは、前任者が病気で辞められたので、後任として私が、兼任ですけれども、緑化委員長を務めることになったからです。委員長としてやるからにはとにかくまず木の勉強をしようということで図鑑などを自分で買ってきて、これはどういう木かとかを勉強しました。計画性をもった緑化活動をしなければだめだと考えて委員会に諮ったら、みんな賛成はしたのだけれど、じゃあ俺がやるよという人はいないわけだね。こっちも忙しいから誰かがやってくれればいいのだけれど、誰も名乗ってくれないから、しょうがない私が自分で五か年計画を立てた。園内を何回もまわりながら、この辺なら木が植えられるとかと調べて、また、いままでに園内にない木を植えたいと考えた。それから、木を植えるについては、従来は苗木を植えたけれども、苗木なんかじゃもうしょうがないんじゃないかと、大きな木を植えてそれを育て、みんな年をとってきたからやっぱりみんなが生きているあいだに森らしい森を見られるようにそういう憩いの場所をつくり、それから、ふるさとに帰れない人たちのためにもふるさとの木を植えたらどうかと。そのあとに県木の森というのもつくったけれど、まず五か年計画を実行した。ここは武蔵野特有の落葉樹が多かったので常緑樹を主体に植えて混在させた。そういうことを考えながら成木を毎年買って早く森らしい森をつくろうとした。山下十郎さんという自分の生涯を緑にかけるという特異な人材もあったり、Tさんみたいに脇で一生懸命私を盛り上げ立てる役目をしながら彼は彼なりに木についての知識をもっていたわけだし、そういう面でスタッフに恵まれたという状況のなかで緑化活動ができたなあと思います」。

「最近公園化が進んで、ちょっと違うなあと思う。納骨堂のまわりにむかしの武蔵野の面影を残すようなこともしたいと思っている。いまは笹の葉が勢力を伸ばして、むかしの小さな灌木や山野草はもう戻らないからね。木瓜はむかしはたくさんありました。春に花を咲かせて秋に果実がなる。かつて自治会では〈ふるさとの森〉の運動を進めたのです。〈ふるさとの森〉というのは、われわれが亡くなっても、ここの市民というのはみんなよそから来た人たちですよ、みんなふるさとはどこかにあるわけですよ、もとからの地元の人というのはほとんどわずかしかいないでしょう。ここにふるさとの森があればそれがほんとうに憩いの場所になる。ふるさとに帰れない連中のためにふるさとの森をつくる。そして、さらに私たちが亡くなったあとには市民のためにふるさとの森を残そうと。全生園のこういう森を残す運動をわれわれがやらなければほかにやる者がいないからね。たまたま全生園の緑化に関心のある者を集めて、まあ、日本全体で森がなくなって行く、東村山も都市化してどんどん緑地帯がなくなって行く、大きな視野から見れば全生園なんてほんとうにゴマ粒ほどの場所だけれど、どんなに小さな声でもいいから全生園ではこうやっているんだ、森林を破壊してはいかんのだとそういう声を上げようじゃないかということを考えたね。そして市にも呼びかけて、私有地の緑地帯も市が買い上げてわれわれの運動と結びつけて行こうと考えて、みんなも賛同してくれた。全生園のことを考えて日本全土のことを考えるというのは途方もない話に聞こえるかもしれないけれども、それを真剣に話して、みんなも理解してくれた」。

小林麗子さん（二〇〇七年二月二三日取材）

「私がここに入ったのは昭和一四年〔一九三九年〕です。小学校四年生でした。眼が不自由になったのは昭和二四年頃です。子どもの頃、遊びとしてはまったく〔園の〕外と同じで、おはじき、あやとり、お手玉などをしました。夏になれば縄跳びとかね。ブランコがありまして、散歩の帰りにブランコに乗り、楽しみました。ブランコは〔校庭ではなく〕外の、男の子の寮の前にありました。一つしかなかったです。築山へは、子どもの頃ですが、もう散歩の帰りには必ず築山に登りました。百合舎の人たちと、夕飯を食べると散歩が一番の楽しみでした。その当時は子ども舎でもみんな病棟の人にお見舞いに行くのが決まりになっていました、夕食後はね。百合舎では爪切り奉仕があって、病棟や不自由舎のほうに爪切り奉仕に行きました」。

「一人一木運動に参加したのは、ここを将来東村山に残したいという緑化活動に賛同したからです。そして私が新潟県の出身で、雪椿が県の花だということで、私はツバキを植えました。参加したきっかけは、自治会から呼びかけがあったからです。いまも、ときどき散歩をさせていただいたり、五月に歩け歩け運動というのがありますので、そのようなときに出かけたときには必ず自分の木の前に立って、私は手に多少はまだ感じがあるものですから、ツバキに手を出してみます」。

「以前から花は好きでした。ここに来た頃は、作業で園芸部というのがあって、そこできれいな花をたくさんつくってくれていました。あの頃はよく散歩するわけです、夕食後に。そういうときは必ず花を見に行ったり雑木林を歩いたりしました。庭では必ず花を植えていました。百合舎に入っていたころの話です。みんな庭に花を植えて、朝早く起きて草取りをしたり。昭和一八年頃には、それがみんな野菜畑になりました。庭に植えた野菜は炊事に出さないで、自分たちで食べました。二六年に一組制の夫婦舎ができた頃には、ふたたび花を植えました。最近はスズメの声も聞けないでしょ。前はウグイスも来てくれたのですよ」。

「歩け歩け運動には参加します。杖をついて、腕を組んでいただいて行きます。主人は車椅子で行きます。お花見も行きます。散歩に行くところはおもに、中央通りを通って納骨堂へという道です。歩け歩け運動のときは保健科のほうでいろいろと考えてくださってね、ところどころにクイズがあって、それでずっと歩いて行きます。納涼祭のときは、一回目の花火が上がるまで、介護員さんが連れていってくださって、会場で飲んだり食べたりします。お花見でコーラスを歌っていただいたときは、それを応援に行ったりします。観梅も行きます、墓参と一緒になっていますから。ボランティアの方が来てくださって、琴を演奏してくださいます。秋には焼きいも会があります。それにも毎年出ています」。

佐川　修さん〔現多磨全生園入所者自治会長〕（二〇〇七年九月一〇日取材）

「一人一木運動の話は、当時一緒に〔自治会で〕働いていた山下十郎さんが出したのです。それは良いことだというのでみんな賛成して、一本五千円でツバキかサザンカを植えることにしました。最初は番号だけ出したのだけれど、名前があっても良いということで、名札を立てた人と番号だけで良いという人とありました。大谷藤郎先生も賛成してくれて、大谷先生の木もあります。私はその頃〔自治会の〕厚生をやっていたのではないかな。ですから参加者というより呼びかけ人の一人になります。山下さんという人は緑化に命を捧げた方で、私財を全部投げ込んで公会堂の庭をつくったり、「ケヤキの丘」も山下さんがほとんど〔費用を〕出してくれた。資料館の裏の庭も山下さんが、足りない分を五〇〇万〔円〕出してくれた。草津はまわりは山ばかりですが、園のなかに木はあまりないです。ほかの療養所を見ても、全国の療養所のなかで緑がこんなに多いのは多磨が一番ではないかと思います。一番緑化が進んでいるというか運動が熱心ですね。外から来るとホッとします。まあ、木がなくても、ここの患者は外に出て帰ってくるとホッとするのです、ここは自分のうちだという感じがするから。だけど、木が多いとよけいそういうホッとした感じがします。ほかの園では戦争中などに園内の木を切るということはそんなにないと思います。草津ではみんな外の〔園の〕下のほうから切って担いできて、部屋の人がみんな共同で薪つくりをします。それがけっこうきつかった。炭も炭焼小屋に背負いに行ったりした。ここでは外の木を切って見つかると監禁室に入れられたという話を聞きました。あの頃は生きるのに必死だったから緑化どころではなかったけれど、戦後になって落ち着いてから緑化に取り組むようになったわけです」。

「全療協ではいまハンセン病基本法制定ということで百万人署名に取り組んでいるわけで、うちもそれには賛成なのですけれども、みんな同じようには行かない、各園によって皆違うのですね。うちの場合はまわりに医療機関はいっぱいあるし、ここで医療の充実はしてもらいたいけど、他の人たちもここに入って一緒にということはなかなかならないのではないか。だけれど、園は自分たちがみんないなくなっても、緑はそのまま残して、いろいろな施設を残して、資料館や、四〇三〇人が眠る納骨堂だとか望郷の丘だとか山吹舎だとかそういうものをみんなに見ていただいてハンセン病の正しい歴史を知って、ほかの障害者その他の人たちに二度と同じことを繰り返さないようにという運動をすることが〈人権の森〉構想です。自分たちがいなくなっても資料館ではハンセン病の歴史を教訓にして風化させないで伝えてもらいたいと願っています。このなかもいずれみんないなくなるけれど、緑だけはぜひ残して欲しい。いま温暖化が問題になっていますから、木は切らないで欲しいと思うけど、実際にはどうなるかわかりませんからね、昔は辺鄙なところでしたが、いまは良いところになったからね、半分ぐらいとか三分の一、三分の二と削られてくるだろうけれど、そのように削られないように納骨堂や資料館や国立の研究所やそういうものは絶対に残しておこうということでこの運動をやっているわけです。これは絶対あとの人にも継いでもらいたい。市のほうが、幸い、市議会で決議して一緒に応援してくれています」。

「僕がここに転園したのは〔昭和〕三九年ですけれども、その前は身延〔深敬園〕にいてサボテンをつくっていました。こっちは盆栽が盛んだったので盆栽に興味をもち、すぐに盆栽会に入ってつくり始めました。ここの川瀬食堂のおやじさんが正式に盆栽を習った人で、その人からいろいろと教わったのです。川瀬さんと私の二人で上野の池之端の盆栽協会本部へ行って理事会にお願いして東村山青葉支部として認められました。その頃は会員が四〇人ぐらいいました。発会式には盆栽協会からもみんな来てくれて、〔公会堂にいっぱい飾りました。その頃の盆栽会は非常に活気があって、また、外から何でも買いに来たのです、まだ植えたばかりのものでも草花でも何でも買いに来た。いまはできなくなった人が増えて、立派な盆栽もみんな投げてしまった。〔木への思いと言えば〕家の裏にツバキの大きな木があって、園内で一番大きな花が咲くのです。それは、伊豆の大島へ草津の仲間と行ったときに帰りに小さな苗をもらったもので、植えたらあれだけ大きくなった。やはり木は大事に育てるならばほんとうに大きくなるものだなあと思います」。

茂田美津枝さん（二〇〇六年八月三日、一二月一三日取材）

「私は福井県の出身です。主人も福井県出身です。私は最初阪大の外科へ行き、そこから別館にまわされて診察を受けました。その先生が父に、この娘は伝染病だと告げました。当時私はどこも何ともなかったのですが、足に火傷をしたときに痛くなかったのでおかしいと思って調べてもらったのです。デパートの仕事をしていた従姉妹の紹介で一八歳のときに大阪へ出てきて洋裁を習っていましたが、一〇か月ぐらい経ったときに病気とわかりました。治療しながら三年頑張れば帰れるからというので、昭和一七年〔一九四二年〕に邑久光明園に入りました。光明園では、桟橋のところに顔の変形した人たちが大勢迎えに来ていました。私はそれを見て地獄の底に落とされた気がしました。母は私が七歳のときに死にました。三六歳でした。産後の肥立ちが悪かったのではないかと思います。全生園に来たのは二六歳のときでそれ以来五〇年以上になります。主人と一緒に来ました。昭和二四年〔一九四九年〕の三月三日でした。ちょうどお節句の日で、妹が赤飯を炊いてもってきたので、来たときみんなに分けました。そのときの思い出をあとで何人かに言われました。その人たちもいまはみんな亡くなりました。

「一人一木運動ということで、私も主人と一緒に参加して植えました。サザンカだと思います。国植えたときには丈が五〇センチぐらいしかなかったですが、いまはずいぶん大きくなりました。国本衛さんが自治会にいらしたときに呼びかけたことで、国本さんとは親しくしていたこともあってすぐに参加しました。主人は樹木が好きでした。とくに根っこが好きだと言っていました。五〇鉢ほど盆栽をもっていました。主人は正明と言います。六六歳で、あっと言う間に亡くなりました。一九八七年の四月一〇日、お花見の日に倒れて、一五日に死にました。脳内出血です。とても温厚な人でした。会う人ごとに、良い人だ、良い人と一緒になれてよかったねと言われました。むかしは分館と言っていましたが、〔主人は〕そこで事務補助を二〇年勤めました。文化部長もしました。映画上映会の契約とかそういった仕事をしていたようです。一人一木運動でいくら払ったか覚えていませんが、主人はいろいろな寄付に対して抵抗がない人でした。お金をケチるということがありませんでした。私たちは真宗大谷派に属していて、主人は〔園内会派の〕会長を務めたこともあります。お坊さんの話を熱心に聞いて、ご飯のときに、どういう話があったかということをよく聞かせてくれました。隣りに住んでいる人から、茂田さんとこはいつも話をすることがたくさんあるねと言われました。いまは病棟にいますが、一般寮に部屋があります。牡丹や芍薬など庭に植えてありまます。男の友だちが草取りをしてくれています。不自由者寮のほうがなにかと安心ですが、元気なうちはなんとか自力で生活したいと思っています」。

芝田千恵子さん（二〇〇六年一一月一一日、二〇〇七年七月一七日取材）

「私がここに来たのは昭和三二年〔一九五七年〕です。もう四九年になります。この部屋に来る前は独身寮にいました。桃舎に住んでいました。築山の先の、垣根の近くです。いまは壊してしまって畑になって何もないですけれど。大きな柿の木があって果実がたくさんなるので、このあいだ見に行ったら一つもなっていなかった。去年までは果実がなっていたのに。いまは誰のものでもないから自由に採って良いのだけれど残念です。その隣りにミカンの木もありました。大きな木と小さな木がありました。五〇センチぐらいの小さなミカンの木もあったので、もったいないからもってきてここの庭に植えました。ここに五年いるうちに大きくなりました。木はなんにも世話をしなくて良いので好きです。草のように毎日水をやらなくて良いし、それでなるものはなるから良いです。何もしなくても良いと言ってもミカンは手入れをして、一つの枝にたくさん果実がつくと駄目だから小さいときに摘んでやらなければならないけれど、私は足が悪くてやりくにいし、知り合いの男の人に頼んでいるのですがなかなかやってもらえなくて、あんなふうに一つの枝にたくさんぶら下がってしまうのです。あれでは良くないです。介護員さんにフリータイムというのが三〇分あって何でもしてもらえるのですが、庭の手入れまでは頼めません。桃舎にあったミカンは、一本は治療棟にあって、もう一本は病棟にあります。それは、Tさんが緑化委員をしているときに、もったいないからもらって行くよと言って病棟の庭に植えました」。

「私の実家は千葉で、海が近くにありました。生まれたところは九十九里で、毎朝、波打ち際に魚や蛤の大きいのが打ち上げられているから、朝早く起きてそれを採りに行きました。水平線から朝日が赤くなって、大きな大きなお日さまが水面をきらきらきらきら輝かせて少しずつ少しずつ上って来るのはとてもきれいです。それをいつも一時間ぐらい見ていました。家の周りは木がいっぱいあったし、庭にミカンの木もブドウの木もありました。暖かいところですから」。

「一人一木運動に参加したのは、自治会の呼びかけが園内放送であったからです。園に木を残しておきたかったからです。いまも、名前も残るし木も残るから良いなあと思います。サザンカは道を通るときに見ます」。

「宗教は日蓮正宗です。仏壇に供えてあるのはおシキミです。大聖人様が言うには、花は見るもので供えるものではない。常緑は生命力を表すからお供えは常緑でなくてはならないと。このおシキミはもう一か月ももっています」。

田島 峰さん（二〇〇六年一〇月二五日取材）

「私がここに来たのは昭和一八年（一九四三年）三月一八日です。（主人は）戦地に行っていましたから二〇年頃にここに入ったのじゃないかと思います。ちょっと忘れました。戦争の頃はB二九が飛んでいました。そのとき私は不自由者の付添をやっていました。ここに穴を掘って戸をはずして（不自由者を）入れて。B二九がびゅーんと飛んで来るのです。そして空襲解除になって、もう出たり入ったりしてたいへんでした。在地のほうは爆弾をたくさん落としましたがここは落ちませんでした。戦争中はたいへんでした。不自由者さんを穴から出したり入れたり。二四年に、前にいた新しい舎、夫婦舎がね、いまで言えば共同住宅みたいですけれど夫婦のための新しい舎ができました。そこに入って、そのあとこの裏に入って」。

「私はカラオケをやっていました。主人は病気になる前はサボテンを育てていました。ほかに碁をやって将棋をやり、それから目が見えなくなってからめくら将棋、下手ながら自分で楽しむぐらいに菊もやっていました。そんなことが好きな人でね、凝り性でした、なんでも。菊も金賞をとったりしていました。サボテンは、昭和四二年にこちらに引っ越して来るときに、買い上げてくれる人がいました。二束三文ですけれど」。

「一人一木運動に参加したとき、名前をつけるかというので、私は匿名にしておきました。特に理由はないけれどね、つけなくてもいいよ、花がきれいに咲いて通った人が見てくれたらそれで良いと思って。それでつけなかったのです。あれは何年だっけね。自治会が呼びかけたので参加しました。特別なツテがあったのではなくて、花も咲くから良いしね、お墓参りに行くときにも見えるから」。

「ここに来たばかりの頃、木はたくさんありました。その後、切れる木はみんな切ってしまったので、風が吹くとみんな枝が落ちてくるのを待って拾いました。付添は二人一組で、嫁と姑みたいな感じで、もう一人の人は朝早くて四時頃には焚きつけを拾いに行くので、私は寝坊していると、もう帰ってくる頃で嫌な感じでね、申し訳ないなと。気の毒なことをしました。ご飯と漬け物と味噌汁だけだけど、ご飯を盛るとき同じように分けていても、そっちのほうが多いよって。それでもお腹がすくんだよね。それで、朝ご飯を少しとっておいてね、昼や夜に食べた。百姓していたから菜っ葉はたくさんあるんだよね。そういうのをうんと入れて、ご飯はほんとうにこれぐらいのお茶碗に一杯ぐらいだけど、野菜を入れるとうんと増えるから。その頃はみんな外もそうだよね、この病院だけじゃない。カボチャを朝から煮るけれど、火〔燃料〕がないから昼頃までかかった。七輪に炭をおこして。炭は朝五時に入れてくれたけど、亜炭というのを使ったのですぐつがないと駄目だからそれで苦労したね。昭和二〇年かな、空襲の頃だったから。でも、みんな若かったから楽しかったね。いま思い出すと懐かしいね」。

「うちはもう家族みんな死んでいますから差し支えがないです。うちはもうないんだよね。六人女ばかりです。戦争中はうちのおとっつぁんは頭が上がらなかったって、女ばっかで兵士に出せないから。六人のうち四人病気です。壮健の人が二人いましたけれど皆亡くなりました。ついこのあいだ姉さんが亡くなった。いま妹が一人います。妹と私と二人だけ残って皆亡くなった」。

萩野芳江さん（二〇〇五年一二月二七日取材）

「私は沼津の出身です。ここに来たのは昭和四二年〔一九六七年〕です。その頃はいまとぜんぜん違い、まわりは山ばかりでした。雑木林のことです。むかしは「山」と呼んでいました。ちかくに双葉屋という小さな雑貨屋があっただけです。ほかにそこ〔資料館入口〕から出たところのかどに一軒だけありました。私が来た頃には〔園内にも〕そんなに大きな木はなかった。目立ったと言えば松の木ぐらいかな。桜並木、あと、そとのケヤキ並木もあった」。

「私は海育ちだからよくわからないけれど、キノコ採りに行こうと言うから付いていったら、そこの雑木林だった。私はあまり採れないから、手で持って帰るだけだったけれど、みんな持てないぐらいたくさん採れた。三恵病院のあたりもキノコがたくさん採れた。家がどんどん建ち始めたので、文句を言ったの、キノコが採れなくなる、って。私はキノコはぜんぜんわからないから、どれが食べられるかって聞いたら、おれ知らねえ、ナメクジに聞いてくれって。ナメクジは毒キノコを食べないそうです」。

「県木というのはそれぞれの土地の木だから、その地域や気候に合わないとダメですね。いろいろと研究したけれどやはりだめでした。松や杉ならまあ育ちますけれど。〔中央にある〕ケヤキ並木は東北からもってきた苗を植えたもので、朝早くトラックに積んでもってきた。片手にスコップをもって、片手にケヤキをもっていたから二メートルぐらいのものだった。でも、邪魔だって言う人もいた。シデコブシも邪魔だから切るという人がいた。落ち葉が落ちるだなんて。木は生きているんだから、葉も落ちる。いろんな考えの人がいるからしょうがないけど。自分が植えた木が育つのはうれしいですね」。

「園の裏のほうに木を植えてあるけど、そのうちまわりに家が建ち始めて、最初は良かったけど三年ぐらいしたら陽があたらないから木を切れって言ってきた。日照権だって。木があるのを承知のうえで来たんだろって言ったの。それでもみんな切っちゃったね。木だって生きているんだから大きくなるのは当たり前なんだ。陽が当たらないから木を切れなんて言うけど、近所の人たちはゴミを捨てに来るのよ。園でそれを焼却場で燃したら、燃えかすが飛んでくるって文句を言いに来た人もいる。ソファなんかもあった。トラックで捨てに来ることもあった。あまりにひどいから一日中見まわりをしたこともあった。ケヤキの丘をつくったとき、土が流れないようにリュウノヒゲなど植えたり石段をつくったりした。私は花が好きだから四季を通じて花が見られるようにいろいろな花を植えた。そして「自転車は降りるように」という看板を立てたのにマウンテンバイクだって言って子どもたちが上ったり降りたりした。それを親が見て注意しないから怒った、あの看板が読めないのかって。むかしのほうが人情味がありましたね。時代とともになんでも変わるから、それはしかたがないですけれど」。

長谷川一奉さん（二〇〇七年七月一日・八日取材）

「一人一木運動に参加してツバキとサザンカを五本植えました。納骨堂の近くと中央通りにいまもあると思います。これに参加したきっかけは、当時自治会にいたからだけど、それだけではなく、自分の木が大きくなり花が咲くのは嬉しいからです。最近はあまり木のところへは行きませんね。若いときには緑化の作業をやりました。木を植えかえたり、苗を植えたり、園内の水はけを良くしたり、木を切ったり、いまの緑化委員会のような仕事をしました。焼けた〔全生〕劇場の周りには良い桜がいっぱいあったから、神社通りにずっと植えかえたりしました。資料館通りの桜並木もそうです。もう五〇何年前になりますね。私が植えた木はずいぶんありますよ。その後、眼が悪くなったのでできなくなり、〔委員を〕やめて不自由舎に行ったけれど。いま健康舎にいる人も、緑化委員会は名ばかりでそういう仕事はできませんね。みんな福祉室でやっている。いまは福祉室で苗を買ったり肥料を買ったり道具を買って来たりするけれど、まえはみんな患者がやった」。

「むかしはかなり悲惨なことがありましたよ。自給自足の時代は皆患者作業だったから。作業は強制だった。むかしから見ると、いまはほんとうに療養所は生まれ変わった。経済的にも食糧も、何から何までここはいまは天国だ」。

「不自由な人たちは、やることがないからみんな退屈しているんだ。それで文芸が盛んになった。娯楽の一環として。まずは短歌、俳句、そして川柳、小唄もやった。ラジオやテレビがないころの一つの娯楽だった。めくら将棋もやった。頭のなかに盤を描いて、二人で散歩しながらとか公園のベンチでとかどこでても、いっちょやるか、と言って、一時間ぐらい。長くなりますとね、もうやめるか、いや最後とか言って。でももう飯になるからということになると、じゃあつづきは明日やろうということで、翌日に駒を頭のなかで確認し合ってつづきをやる。碁はプロが指導した。将棋も、加藤三段とか、五段ぐらいの人が来たことがあった。プロは、二つ盤をもってきて、右と左と別の人を相手にしてやって、それでも強かった。負けても、すじ〔駒の進め方〕が良いと誉めてくれるけど、逆に、勝ってもすじが悪いと、それはほんとうの勝ちではないと叱られた」。

平沢保治さん〔取材当時、全生園入所者自治会長〕（二〇〇六年一月一一日取材）

「ハンセン病の歴史をちょっと勉強してみると、古代、中世、現代と、病気でありながら病気として見られない、人間でありながら人間としての歴史が見られない、その象徴的なのが絶対隔離・撲滅を目的とした療養所という名の収容所である。そういうなかにあっても先輩たちはここを生きるところであり死ぬところとして、誰でもしあわせに生きたいという、これは共通のねがいですけれども、厳しい環境のなかでも生き抜いてきた。戦前戦後の混乱期、燃料がなくて、アカマツあるいはイチョウ、プラタナス、いろいろな雑木がいっぱいあったのですけれど、防空壕を素掘りで掘ってその上に丸太を乗せ木の枝を乗せ、土をかぶせて土まんじゅうみたいな防空壕を至るところに掘らせた。本土決戦に備えてね。そのためにほんとうにはげ林となった。園は木を一本切っても監房に入れるくらい厳しい措置をとったんだけれど、生きるために夜なかに直径五〇センチほどのクヌギを切って防空壕のなかで細かく切って、そのあとこんどはほかの人が行って根っこを掘って、それを屋根裏の天井裏に隠したり、そんなことをして餓えと寒さをしのいだので、ほんとうに原っぱになってしまった。やはりこれではいかんということで、戦後まもなく緑化運動に取り組んだ。

動物もそうだろうけど人間もそうだろうけれども、大事にしてやればいつも美しさと人間にやすらぎのこころを与えてくれるのが緑だと私は思うのです。だから、そういう点で、当時はお金がないからみんな挿し木をして、いまの第二センターのところに、上によしずをかけて、ヒバだとか、この辺はみんな雑木林だから、檜のこんな小さい実生だとかを採ってきて育てた。一九七〇年代から自分たちでお金を出し合って柿の木だとか檜だとかいろいろな木をこんな小さなポットに入れて育てた。むかしは一本の木を切って監房に入れられたけれど、こんどは木を残すためにほんとうに血みどろの仕事をしてきた。こうして三五万坪の敷地に二五〇種約三万本の樹木が繁茂するようになり、かつては全生園に入ることを躊躇していた地域の人たちも、いまはお花見に大勢来てくれるようになりました」。

「おかげさまで、ハンセン病も、戦後の治療薬から改良に改良が重ねられて四〇年前から新発患者もいなくなって、この広い土地をどうしようかということになった。地域からは、タクシーに乗っても降ろされたり、お店も全生園はお断りという時代があった。でも、やはり木を愛し緑を愛する人が、恨みを恨みで返して良いのだろうか、地域の人たちに感謝のしるしとしてこの緑を残していこう、木を植えていこうということで、自主的に入所者がお金を出し合ったり、自治会や、あるいは亡くなった人の寄金とか、遺族の人がこれを使ってくださいということで、木を植えつづけてきたわけです。この林には鳥も来る、虫も生きている、カブトムシもクワガタも、いろいろな野鳥も飛んでくる、これはおたがいに生きているわけだ、人間だけではない。そういうことを考えたとき、ハンセン病の歴史を考えたとき、この緑はいのちの森である。いのちの森とは人権の森、人権とは、私たちだけ、われわれの権利がどうだとか生きられれば良いとかということではないのです。おたがいに、私にも人権がある、あなたにも人権がある、私の人権だけを主張することであなたの人権が侵されたのではほんとうの私の人権の確立はない、そういう考えに立ってこの運動を進めてきました」。

「もうまもなくロウバイが咲いて紅梅が咲き、そして白梅が咲いてモクレンが咲いて、それでコブシが咲いて、そうすると桜が咲いて、そのあとツツジが咲いてハナミズキが咲いて紫陽花が咲いて、ってね、一年中全生園から花が絶えることはないです。それを私たちの小さな力でやっているところに、人権の森としての価値があるのではないかなと思います」。

松田雪子さん （二〇〇六年一二月一三日取材）

「私はいま九三歳になりました。出身は千葉県です。父は小学校の校長をしており、姉も小学校の先生をして、それから中学の先生になりました。父は、女の子は皆先生にしようと思ったようです。私は小学校四年のとき病気になり卒業できませんでした。私は東大で注射を打ちながら勉強して、八年間で無菌と言われました。新宿の洋裁学校を卒業して勤めに出ましたが、もうけ主義の会社でつまらないので家に帰りました。学校に通っているあいだに戦争が始まりました。ここにいつ入ったか覚えていません。らい菌は病気がうつると言われ、それをそのまま信じていましたから、家族や他人にうつしてはいけないと思って自分からここに来ました。入ったときに父と兄が付き添ってくれて、一か月分一七〇〇円の経費を払いました。これで病院でしばらく楽になると思いましたが、入ったとたん先生はやらされるし休みの日は草取り、炊事場でおにぎりをつくったりと働かされました。手がよい人はしょっちゅう使われました。父は毎月両手にお土産をもって来ました。本館から父が歩いてくるのをみんな見ていて、うらやましがりました。御馳走を食べにみんな来て、みんなに振る舞いました。お皿にわずかに残っているものをお皿ごと着物のなかに入れて持って帰る人がいて、それほどお腹がすいているのだなあと思いました」。

「子どもたちが大勢いました。向学心のある子どもたちはみんなよそに移ってしまって淋しいですが、それぞれに出世していれば嬉しいです。勉強家が多かったです。一年と三年と五年を同時に受けもって、退屈させずに教えるのはたいへんでした。みんな一生懸命勉強しました。ミシンは子ども舎に一台しかありませんでした。自分でやりすぎると他人から妬まれますので、やめて聖書の世界へ入りました。誰にでも神がいて、私にだけいるわけではありません。こころをきれいにしていれば神の声が聞こえます。〔夫の〕義久は、木や自然が好きでした。庭に花を植えて、いまも庭に、義久が市場で買った苗木が大きな木になって残っています。明るくて正直な良い人でした。気持ちの良い人と一緒に過ごせて楽しかったです。〔義久さんは〕小学校を出ただけでしたが一生懸命に勉強して、とても良い文章を書かけるようになりました。父ちゃんのうしろに御使いが二人来て書くのを見守っていました」。

「私はいまも歩くことに問題はありません。前はよく散歩をしました。父ちゃんは外を出歩くのが好きでしたが、私は洋裁をやったり本を読んだりするほうが好きでした。自分のことは自分でやれます。園でいろいろと催しがありますが、あまり出ません。混雑しているところに出ると風邪がうつりそうなので部屋のなかにいるのが一番安全だと思います。外に出ないと風邪はうつりませんが、交際は薄くなりますね。家のなかに籠もりがちになります。それでも健康で過ごせなければ困りますから。介護員さんや看護師さんがご飯の仕度をしてくれたりお茶の仕度をしてくれますが、洗濯は自分でします。干すのはたまにやってもらいます。目が良くて、何でもできます。教会が近いのでここに引っ越して来ましたが、まえに一度礼拝中に倒れたことがあって、そのときは父ちゃんがリヤカーに乗せて家まで運んでくれましたが、皆さんに心配をかけては悪いのでいまは行きません」。

松本霞風さん（二〇〇六年九月一九日・二五日、二〇〇七年六月一一日取材）

「一木運動というのがあってツバキとサザンカを二本植えました。それから、納骨堂の辺りから築山の近くに斉和寮というのが前にあって、あの辺りに杉を植えたことがあります。檜かな、杉も植えた気がするけどね。みんな自治会のところに集まってね、各寮から出られる人はみんな行って、鍬というかそういうので穴を掘ってね。それがもう、いまは林になっているでしょう。一人一木運動に参加したきっかけは、ここもみんなそのうちいなくなるから、そのあと公園にして残そうという趣旨で始まったので、それに賛同して参加しました。一一月末から一二月になるとサザンカが咲きます。ツバキと両方植えています。もう名札が落ちてしまっているのが多いですね」。

「私がここに来たのは昭和二八年〔一九五三年〕です。だからもう五三年になります。ちょうど私が来たとき、いまの集会室というか公会堂が、いまの前の前のものができた年だったようです。私は五月に来たんだけれど、三月にできたと。それで、こけら落としかなにかで女歌舞伎をやったらしい、愛知かどこかの少女歌舞伎を呼んで。ここのは、私が来たときが最後だった。だんだんやる人がいなくなった。娯楽もいろいろなものが出てきたし。あの衣裳なんかどうしたんだろうね。けっこう立派だった」。

「園内は陸稲で、一〇坪ぐらいかな、桜並木の辺りにあった。ナスやキュウリも作った。地植えです。支柱を立てると消毒が大変だから。トウモロコシは畑の境に植えていました。大豆畑にトウモロコシ。陸稲にマクワウリ。私がここに来たころは、〔自分たちで作った野菜を〕給食にはもう出していなかった。お腹がすくと、七輪でうどんを作った。〈ひきあげ〉といって、洗わない〔いわゆる釜揚げか?」。庭先のニラをおつゆに入れた。うどんは、支給されたものをとっておいて、一週間に一度、みんなで順番に、当番で夜毎に作りました。薪を盗んだのは私が来る前の話ですが、トイレの天井裏に隠した薪の残骸がありました。私が来たころは、燃料は配給でした。新人には薪割りの仕事がありました」。

「『復権を待てれど無籍の故郷はわれを迎ふる父母も無き』、短歌はまあ自分だけの楽しみです。毎年文化祭には出しています。書きためたものは、その辺のどこかに入っているはずです。そこに写真がありますが、これはここの介護長さんが撮ったのです。松本さん、カモがいるから行ってみましょう、というので。そしたら、ちょうど〔御歌碑の前の池にある小さな島にカモが〕のったものですから、『ポーズするカモに緑陰去り難』〔二〇〇六年五月三〇日作〕と。一昨年ぐらいまで、池の底が抜けたのか水が漏れて、それまで水がなかったのを、去年かな、補修したみたいです」。

森元美代治さん・美恵子さん（二〇〇六年一二月三日清瀬市のご自宅にて取材）

美代治さん「〔一木運動で植えた〕私たちのサザンカは、成田庭園を造るのでいまのところに移動させられたのです。そろそろ咲くのではないかな。去年は見に行きました」。

美恵子さん「ほかの一人一木運動の木も墓場の裏のほうに移動したりしてわからなくなっている。園は山下十郎さんのつくったものを大事にしていないよ」。

美代治さん「山下十郎さんは緑化に私財を投じ、山下道輔さんは図書に私財を投じました」。

美恵子さん「明るくするからと言って木を切ってしまったり、なんでも管理中心です」。

美代治さん「社会復帰を心のなかで決めたのは、予防法が廃止されたときです。厚生年金はもらっていたのですが、わずかなものですので、社会復帰をするための生活支援金を期待しました。一九九七年から九九年の二年間に一時金として一五〇万円を一回きりで支給すると言うので、平均年齢七〇歳に近いなかでこれではとても生活できません。いろいろと交渉してようやく一〇〇万円追加となりましたが、国は平気で裏切ることをこのとき実感しました。別居生活を始めて四年半になります。経済的には二人で社会復帰してここで生活したほうが年金もたくさんもらえて楽ですが、美恵子は病気と将来的な不安から園内に住んでいます。いまは畑で野菜をつくったりしていて楽しみがあり、アパートではそういうことができませんから園内に留まるのは良いと思っています。私は療養所に戻るつもりはありません。ここで生活できなくなったらどこかの老人ホームに入ります。しかし、美恵子と一緒に療養所に入るかもしれないし、二人で出るかもしれないし、いまはわかりませんが、気持ちとしては療養所に戻らないつもりです」。

美恵子さん「いま食べているキウイはうちの庭で採ったものです。畑は、隣りに〔畑仕事が〕好きな人がいるので、良く見に行っているうちに覚えました。隼人瓜は私が〔園内に〕流行らせました。隼人瓜はインドネシアでは日本瓜と言います。漬け物にするとおいしいです。〔インドネシアの」おばあさんが農業をしていて、ネギや唐辛子もつくっていました。私はよくそれを見に行きました。川へ行って竹細工をつくったり、牛に牽かせる鋤を土に食い込ませるための重し代わりに乗ったりしました。おばあさんはみんなにご飯を食べさせてくれました。ココナツミルクのおかずとか。おいしかったです。バナナの葉を敷いて椰子の果実の柔らかい部分を椅子代わりにして。まわりには山や川や田んぼがありました。日本に似ています」。

美代治さん「一〇月にハワイのモロカイ島に行ってきました。モロカイ島にはいま三三名住んでおり、うち日系人が四名です。療養所を支えているのはボランティアと家族で、公務員は少なく年金額も少ないです。そういう意味では日本の療養所は世界一だと思います」。

美恵子さん「それは全患協の運動があったからです」。

美代治さん「そうです。待っていても国は何もしてくれません。モロカイ島の入所者は三三名で、平均年齢は八〇歳前後です。家族が定期的に通っています。日本の療養所の特徴は家族とのつきあいが薄いということで、とくに子どもの声が聞こえないことです。あるとき韓国人が全生園に来て漏らした感想は、ここは寂しいところだと、子どもの声が聞こえないから。韓国の釜山の近くの定着村へ行ったことがあります。患者が農園と交流し、子どもたちが地域の学校へ通っています。モロカイ島では毎年一回家族の会が開かれます。島のなかにバーみたいなところがあって、そこにみんな集まっていろいろと話をしました。とくに印象に残ったのはキャサリンという七七歳のおばあさんです。病気は重いようでした。娘さんが一人いて、生まれてすぐに親戚に預けられたそうです。大人になって初めて事情を話されて、母親に面会したら、顔が恐いといってすぐに帰ってしまったそうです。しかしその後、心境の変化でまた行くようになったけれど、その理由は自分でもわからないと。そうして母親といろいろと話をしているうちに、この人はどんな人よりもこころがきれいだと知って、いまではホノルルでハンセン病について講演活動をしたりするようになり、一生懸命みんなの世話をしているそうです。全生園の将来ですが、今後は、入所者と退所者と市民と職員とが話し合って行く必要があると思います」。

吉野渓水さん・洋子さん（二〇〇六年一一月九日取材）

柴田「一人一木運動に吉野さん御夫婦のお名前がありますね」。

渓水さん「あの札はずいぶん駄目になったね。帳簿についているだろうから直してもらいたいなと思っている」。

柴田「吉野さんご夫妻が一木運動に参加されたのは、自治会のパンフレットなどを見てその趣旨に賛同されたからですか」。

渓水さん「そうだね。ちょうど自治会の建物の前かな、私たちの木があるのは。ツバキだね。私のツバキの根元にシュンランが植えてある。あれはもう何年前になるかな、草津の山に行って採ってきて植えたものです。元婦長さんだった人が草津に別荘をもっていて、別荘を見に行ったときだ。矢嶋公園にカシワの木がある。それは私が採ってきて植えたものです。私が植えたのはもう一つ、そこから少し東のほうに行ったところにキリの木がある。古い図書館の脇にキリの木があって、そこからひこばえがたくさん出ていたから、それを採って植えたものだ。もう何年経つかな。私が関わっている木はそんなところで、ほかには、Tさんたちとポット苗を植えた」。

柴田「ポット苗も一緒になさったのですか」。

渓水さん「そう、それは彼が始めてからだな。下井草教会というカトリックの教会があって、そこの若い衆にみんな手伝ってもらってポット苗を植えた。清瀬に行く通りにツバキか何かがあって、あまりに透いて見えてみっともないからというのであそこに植えた」。

柴田「吉野さんご自身も自然には興味がおありですか」。

渓水さん「興味があると言っても、とくに積極的にということではないね。健康状態があまり良くなかったせいもあります」。

柴田「お墓参りに行くときなどに、ご自分が植えたツバキやサザンカをご覧になって、大きくなったなあなどと思うことがありますか」。

洋子さん「あそこにありますからね」。

柴田「吉野さんは自治会活動とか園内作業とかはなさったのですか」。

渓水さん「戦中は隣組と言って舎の単位であって、その役員をしたりした。園内の仕事では、私は牛舎にいて牛飼いをしていました。牧場があって、隣りに豚舎がありました。それまで患者のおばさんが二人でやっていたけれど、病気が出て困っているので、石橋事務長という人がいて、千葉の牧場で働いていたようで、その人の世話で入った児玉という職員に指導してもらった。それで私は搾乳を二、三年やっていました。牛舎があったのは昭和二四、五年頃までです。乳牛が三頭、赤牛という朝鮮牛、荷車を引く牛がいて、毎朝搾った乳をそれに乗せて炊事場に届けた。荷車は人気があって、子どもたちがよく乗せてくれと言ってくるので、園内をぐるぐるまわったことがありました。餌は、畑を作っていて麦やトウモロコシがほとんどです。藁とか糠とかフスマとか配合飼料とか。ひととき日本一の牛を飼ったことがある。あれはどうして手に入れたか知らんけれど」。

柴田「何が日本一なのですか」。

渓水さん「乳の量です。でも、ああいう上等な牛はこういうところでは飼えない。たぶん専門の乳搾りの人が来たからあれだけの乳が搾れたのだと思う。名前はなんと言ったか。そうだ、ジョハナ・インカー・メー・バートルハイムと言ったな。でも、最後は惨めな死に方をして、そばにいるのもいやだった。うちで飼っていたのは、ほかにサクラとかタモザワという種類で、タモザワというのは牛舎を始めるときに皇太后の牧場で飼っていた仔牛を寄贈してもらったものです。仔牛が生まれるのはおもしろかった。一人で生んでしまうから。知らないあいだに生んでしまう。その頃は自分も元気だったからおもしろかった。病気がひどくなったのは昭和二〇年頃かな、食糧事情が悪かったから」。

柴田「納骨堂に〈倶会一処〉と書いてありますが、あれは浄土真宗だけではなく、みんな一緒だと。いうことで仏教もカトリックもプロテスタントも一緒ですね」

渓水さん「私ももう十年以上実家とは音信不通だから。とにかくお骨になっても向こうには行けんな」。

洋子さん「ここがいいよ。ふるさとに帰れば他人がいるもの」。

渓水さん「むかし全生会と言っていたけれど、その書記室にいてパンフレットみたいなものを毎月一回出した。そのときに、ちょうどお盆近くだったか、見舞いに行ってみろ、納骨堂に行ってみろ、みんな踊っているから、太鼓を叩いている者もいれば歌を歌っているのが聞こえるから、壁に耳をつけて聞いてみろや、というようなことを書いたことがある。その頃は何も楽しみがなかったからだな。盆踊りが一番の楽しみだった」。

洋子さん「むかしのお骨があるわね」。

柴田「いまのではなく、むかしの納骨堂ですね」。

渓水さん「むかしのだ。いまも、半年ぐらいすると〔遺骨を〕捨ててしまう。それで小さいのだけ残して」〔納骨堂は一九八六年に改築された〕。

洋子さん「大きかったら置くところがないもの」。

渓水さん「あの納骨堂は二代目だ。私が昭和一〇年に来たときは、〔最初の納骨堂が〕できたばかりだった。何年か経ってつくりなおした。前の納骨堂は患者がつくった。その当時は左官、大工、みんな患者がつくった。こういう家だってつくった。その頃の若い、活躍した人は、みんななつかしくて夢に出ることもあるよ」。


TYさん〔元緑化委員長。二〇〇六年八月五日没〕〔二〇〇五年一二月五日よりご逝去の日まで頻繁に面会〕

柴田「中央通りとセンター横の一人一木運動のツバキとサザンカは一四二本ありました。台帳では一八〇名で、うち六名はイチイを植えたようです」。

Tさん「草津の人たちだな。ケヤキの丘のところかな」。

柴田「それ以外で四〇本弱が足りないようですが、枯れたりしたのでしょうか」。

Tさん「とくに病棟のまわりね。工事をやって枯れた」。

「永代神社の檜は桜沢房義さんが植えた。研究所のあるところは以前は雑木林で、シメジなどのキノコがたくさん採れた。資料館や矢嶋公園の辺りは茶畑だった。秋津教会にある大きな木はもとからあった。カトリック教会のうしろにあるヒマラヤ杉も前からあったが、手前の木はあとから植えたものだと思う。街道の杉並木やグランドのバックネットの杉並木は一本一〇〇円で苗を買ったものだ。地下水が足りないから杉はあまり大きく育たない。むかしはもっとあった。昭和一六年頃はずっとこっち〔いまの第一センター付近〕まであった。秋田県からもらった杉は、誰だか、こんなところにあるのは邪魔だと言って切ってしまった。〔園の北にある〕車庫の裏の雑木林はむかしからあった。そこで落ち葉かきをしたり薪をとったりした。野球場から官舎の辺りまで雑木林がつづいていた。野球場のところの木は大きくなったな。あの辺にエゴの木がたくさんあった。シャラは炊事場のところにもあった。イヌザクラもあったけど、花はあまり咲かない。大きい木で、サルノコシカケなんかがついている。むかしは山桜の大木があったけれど、寿命があるらしい。何本かは残っている。小鳥が集まる果実のなる木をもっとたくさん植えた記憶があるけれど、大きな木の陰になって枯れたかもしれない。イイギリも趣があって良い木だ。第三センターのところにも良い木があったけれど、切らなくても良いのに切ってしまった。赤い果実がなって小鳥が来るんだ。柿や栗や筍もたくさんとれた。果実はまず病棟と不自由舎にもっていった。こういうところは同病相憐れむと言って、まっさきに不自由な人のところにもっていった。梅はもとは果実を採るために植えた。最近は、果実はもういいから花のきれいなのにしようという声がある」。

「天皇が皇太子のとき、お忍びのようにして来たことがある。御歌碑の右にあるモミジは厚生大臣の渡辺美智雄が植えたもので、池に向かって石畳がある左のモミジが皇太子〔当時〕と美智子さんが植えたものだ。御歌碑の南にあるカリンやイチョウも宮内庁からもらった。林園長が貞明皇后にお忍びで呼ばれてカエデをもらったり綿の種子や花の種子をもらったりした。でもなかなか根づかなくて密かに三回ぐらい植えかえた。グランドの藤もそうだね。園長が毎朝見に来るから困った。〔自治会の〕第一緑化部は山林の世話をした。意識が一番強かった。第二緑化部は道路の清掃などを担当して、第三緑化部は矢嶋公園の辺りを世話した。ケヤキ並木は、たしか七〇周年のときに植えた。両側が畑だった。植えてからじきに土砂降りがあって木がみんな寝ころんじゃった。本職だったら添え木なんかしたんだけれど、そこが素人仕事だった。萩野〔隆雄〕がそれを起こして、竹藪から竹を切ってきて支えた。県木ということで全国から木をもらったが、北海道の木などは珍しいから植えるとじきに盗まれた。学校のグランドのまわりや東センターの八重桜は、小松製作所の会長が日本花の会の会長をやっていたりしたこともあって小松製作所からもらった」。

「以前は野生のウサギやイタチ、キツネなどもいたよ。むかしはカッコウなんかもよく鳴いていた。東京病院の先からここまで森がずっとつづいていたけれど、東京病院も大学ができて木をたくさん切ってしまって、桜だけは残っているけどみんな弱ってじきに咲かなくなるだろう。ここだけ森があってもだめだ。生きものというのはみんなつながっているんだ。一つだけということはない。だから、どこかが崩れると全体がおかしくなる。大気汚染の調査をしたとき、みんなから道楽もいい加減にしろと言われたけれど、冗談じゃない、いまに見てろ、たいへんなことになるから、と言って始めた。科学的なデータをとっておかないとだめだから。目が見えない人が言うんだ、トコちゃん〔Tさんのこと〕、林のなかを歩くと気持ちが楽になる、と。ただ音がしないというだけではなくて、木が空気を清浄化しているんだ。でも、都市緑化というのはつくづく難しいと思う。ケヤキも葉っぱが樋につまるとか言われる。研究所のところのケヤキも枝が切られて棒のようになってしまった」。

「千寿池は、水がぬけるのでつぶすことになった。全国一三園のなかでここはとくに水道の使用量が多いと言われた。一部防火用に残したけど、漏水がひどくて、結局、二〇年ぐらい前に埋めた。いまは危ないからというので金網で囲ってある。あそこをビオトープにすれば、そんなに深く掘る必要もないし、良いと思うんだ。水を循環させて、雨水も入ったりさせれば、水もそんなに使わないし。セリの辛いの〔オランダガラシ〕なんかもいっぱい出るし、鳥が来て水浴びしたりして。青葉小学校の子どもたちに代々世話をしてもらったりしたら良い教育にもなるし……」。

「私がここに来たのは昭和一六年〔一九四一年〕で、その前に上野の病人宿というところにいた。〔診療を受けた〕東大の構内はさびしいところだった。上野から切り通しを経て高台に登るとすぐ近くまで入江が迫っているのが見えた。下に家がたくさん見えたが、空襲で全滅した。昭和二一年に結婚して四年で女房は死んだ。焼き場で火を付けるのは最も身近な人と決まっていた。悲しかった。

あるときカトリックの集まりがあるからと誘われていったけれどぜんぜんおもしろくない。夜遅くまで話して、そこで寝ていたら夜なかに突然さっと閃いた。そのとき初めて自由とはどういうことかということがわかった。自由自由というけれど、ほんとうの自由は自分から自由になることだと。それがわかったらハンセンも差別も何も気にならなくなって、とても気持ちが楽になった。それでカトリックの信者になった。いまはハンセンになって良かったと思っている。これがなければいろんな人と出会えなかったし、いまこうして先生と話をすることもなかったから。それでも、このハンセンのブームはいつまでつづくのかね」。

第四章　森のなかで

森は一つの全体をなすが、それと同時に、森を構成するのは一本一本独自の歴史をもった樹木である。それは、太さも高さも種類も、そして植えられたり自生したりした時期も異なる。人間も同様に、一人一人が他に代えられぬ掛け替えのない実存である。そこでこの章では、多磨全生園の森とそのなかで生活する入所者、およびここで働く職員の方々の証言を通して、この森が日々の生活のなかでどのようなかたちで存在してきたか、逆にまた、この森のなかでどのような生活が営まれてきたかを垣間見ることにしたい。

一人一人の人生が皆異なるように、話の内容も異なる。したがって、それを筆者が要約し解説するという方法をとらなかった。配列は五十音順とし、分類することをあえて避けた。主題との関係で、聞き書きノートからいくつかの話を割愛せざるをえなかったが、可能なかぎり生の声を伝えるべく努めた。

（1）入所者

浅野俊雄さん（二〇〇六年一一月一五日取材）

「私は昭和一六年〔一九四一年〕五月一五日にここに来ました。一八歳のときで、まもなく八四歳になります。慶応大学で診てもらって、少し斑紋があるだけでしたので、すぐに治るからと言われ、親にも言わずに紹介状をもらって一人で来ました。昭和三九年〔一九六四年〕に社会復帰して、サラリーマンをして新聞記者もしました。下町で写真屋をやって大成功を収めました。西田幾多郎は「人生は経験だ」と書いていますが、その通り、経験したことを上手に活用することでこれまですべて成功してきました。数年前に食道癌になり、そのとき左目を失明しましたが、本病になっても不幸と思ったことはありません。ハンセン病は日本ではもはや過去の病気ですが、文献、文学では癩は恐ろしいと書かれています。病者はゼロになるとしても、差別は自然消滅するだけです」。

「私は下町育ちなので植物を知りません。いまはその反動で、生きながらの極楽浄土を味わっています。ここの大自然はまったくすばらしい。老後をこういう大自然のなかで暮らせることは幸せです。私は神や天を信じませんが、仏は自分自身であり、天や神は私を助けてくれる存在です。前の自治会長の平沢さんが緑化に熱心で一人一木運動などもして自然を育ててくれました。一般社会でも公園を増やして行くべきなのに、公園をつぶして施設をつくろうとしているところがありますが、まちがいです。植物に限らず人間社会は自然が一番です。地球温暖化は自然破壊です」。

「一八歳でここに来たときは本ばかり読んでいましたが、何か作業しないかと誘われて、農産物を扱う部署で半年働きました。麦まきとかジャガイモつくりとか、何でも初めての経験でしたが一生懸命やりました。そのうち、Hという『山桜』の印刷所にいた小説家が、私が旧制中学を出ていると聞いて誘ってくれて、活字拾いや文選その他印刷工程をすべて覚え旧字もすべて覚え編集も覚えました。独身のときに一度退園して軍の外部団体に勤めていたときタイプを覚えて、共同通信社にタイピストとして採用されました。それを三、四か月したあと、上司から記者にならないかと誘われ、関東のある支局に勤め、全生園での経験が生きて農事報告などの記事を書きました。その後再入園してから結婚して夫婦で退園することにしましたが金がない。身体的には問題ないから園長に退園届けを出したら、許可しても良いが仕事がなくてどうするのかと言われたので、仕事はあると嘘を言ってとりあえず半年待ってもらい、その間に自治会の庶務の仕事をしながらNHKや東京新聞、読売新聞などに投稿して五か月で五万円稼いで退園しました。三二歳のときで、職安に行っても職がなかったけれど、新宿のアーケードで夜警の仕事があったので月給九〇〇〇円で最低の生活をしながら頑張りました。しかしこれでは生活できないので、車の業界紙の記者になってトヨタや日産などで取材し記事を書いていたけれど、その後雑誌編集員の募集に応じて入社して広告員になって成功しました。カメラ屋をして店舗をいくつかもっていた弟に誘われ二〇年間カメラ屋をやりました。店番は女房にまかせ、私は会社やお得意まわりをしたり、工事や事件で撮った写真などをDPEをして引き受けて大成功しました。昭和六三年頃に、女房の健康のこともあってカメラ屋をやめました。有料老人ホームに行くつもりでしたが、多磨へ行けば気楽だからと思って頼んでみたら許可されてここに戻ってきました。そして一七年経ちました」。

大竹 章さん（二〇〇六年一月一四日取材）

「戦中戦後のどさくさのとき、燃料不足ということで自分たちの手でたくさんの木を切り倒したので、それで〔在来の樹木が〕ほとんどご破算になった。そうしなければ生きていけなかったからですが、ほとんど切ってしまったという悔いがあって、それが戦後の入所者の緑化活動の底辺にあると思います。それ以前の木はほとんどないのではないかと思います。松食い虫が一時期猛威を極めた時期があって、そのときに松はだいぶ駄目になりました。神社のうしろにあるのが一番まとまって残っているぐらいで、ほかのところにもそれぐらいの密度であったと思うのですが、ほとんど枯れました。ほか〔の療養所〕は辺鄙な人里離れたところにつくられていますから、自然のなかにあった。ここのように周りから人家に攻め立てられ、周りをひっきりなしに車が走ると、野鳥などもここに逃げ込んでくるという状況で否応なしに自然なり緑の大切さが言われますが、よそではそういう〔緑化の〕企画は聞きません。〔青森の〕松丘〔保養園〕辺りはようやくここの真似をして木を植えなければならないということで最近多少木を植えたりしています。菊地恵楓園は台風で檜の林がほとんど全滅に近い打撃を受けたので木を植えて、いまあそこがいちばんおもしろいというか木が育っている。ここのように木が大きくなってしまうとなんか興味も薄れるというか、育って行くときは良いですが、大きくなると、落ち葉が飛んできたとかなんとかということになってしまうのです」。

「〔園の事務所は火事があって古い記録は焼失したが〕たまたま見張詰日誌だとか分館日誌だとか、名前はいろいろ変わっていますが、いま福祉課のあるところで記録されたものが綴じられていて、〔自著の〕『無菌地帯』で紹介したのは一年分だけでしたけれど、大正一三年の分からおもしろみのあるものだけ引き出してもあれだけのことが書かれています。それはかなり正確で事実に近い、ほとんど唯一の記録だと思って良いと思いますが、ただ、ほんとうに見たいところ、たとえば洗濯場事件というのをご存知ですか、洗濯場に勤めている人が長靴を要求して、実施されなかったからサボタージュして洗濯物の包帯を腐らせたというので草津の重監房に入れられて虐殺されたわけですけれども、そういうのは、全生会の綴りでは多少残っているのですが、一番肝心な、取締本部の、分館の日誌を見たいと思っても欠落しているのです」。

「私は何でも知っているわけではなく、私が知っていることしか書いていません。〔自分が関わった」『倶会一処』の年表に関して言うと、記録がないものはあそこに載っていないです。あらゆる資料を調べて、そこから取捨選択して載せてあるので、記憶ではなく記録として残っていないかぎりどれ一つとして載っていないです。ものを書き始めて、多少書けるようになってきたころ、付き添いの仕事が終わるとほとんどぶっつづけで本ばかり読んでいました。晴耕雨読なんていうそんな生やさしいことではなく、仕事に行っていないときはほとんど本を読んでいる。夜遅くまで本を読んだ。夜、消灯になりますので、玄関のところに豆電球があるので、その下に行って、脚立に乗らないと明るくならないから、明かりを確保するために脚立の上に座って本を読んだ。そんなふうにしてある時期自然に、俺は文章が書けるんだと気がついた。手紙は親なんかに本の感想などを良く書いていたのですが、盲人会の世話係になってからは、まったく、個人のというか〈私〉という発想で文章を書いたことはないです。ぜんぶ盲人の立場、昭和の三〇年代はほとんどそれで、三九年に自分で志願して全患協の広報部長になるのですが、そこではニュースの担当でしたからぜんぶ、〈私〉という立場でものを書くことはしませんでした」。

春日一郎さん（二〇〇七年二月二〇日、三月三日取材）

「私は栃木県出身で、県人会の会長になって二五年ぐらいになります。Kさんとは入所の年が同じで年齢も同じです。K氏は現在茨城県人会の会長をして、私が栃木県人会の会長をしており、彼はここのダンスクラブの会長をごく最近までやり、私はカラオケクラブの会長をやり、彼は授産工場の責任者をしたことがあるのですが、そのとき私は売店のほうの責任者で、そこのところがちょっと違いますがほとんど同じ道を歩いて来ました。二人とも軍隊へ行って、彼は陸軍で、私は海軍、それもちょっと違っていますけれど。五八年近くですか、ここでお世話になっているといろいろなことがあります。いまカラオケクラブの三代目の会長をしています。〔会発足から〕今年で一七年で、私は七年会長を務めています」。

「かつてこのなかに農事部というのがあって、そこの書記に就きました。〔農事は〕やったことのない経験ですから朝から晩まで本を抱えて勉強しましてどうにかわかるようになった。ほかに、自治会の執行委員として建物の整備関係の仕事もやったし、むかしの全患協の担当もやったことがあります。作業関係もやって、ほとんどやらないものがない。どうせこのなかで生きる上では自分が勉強することはいっぱいあるはずだということで一生懸命やったところ、会長から認めていただいて声がかかって一二、三年つづけて執行委員をやり、いろいろなポストを担当させていただき、それがいまみんな生きました。国に請願書を出すにも文章を自分でつくったりしました。上手くなくてもこちらの考えをきちんと伝えられるような文章を書けるようになりました。売店をやったときも、むかしから商売が嫌いではなかったので、当時互恵会の会長をやった方から将来売店のブレーンとして店に入ってくれと言われて、私にそんな力はないですが、そう言われたからには自分も一生懸命勉強しようということでやりました。このなかの生活が私の人生の三分の二強ですからこのなかに入ってずいぶん得るものがあったなと思います。時間的に余裕があるでしょう。ですからいろんなことでこんがらがらないように一つに集中できますから、やろうと思えば十分できるわけです。全生〔園〕の生活で何をしましたかと言われたら、人生のすべてを体験しましたと一言で言えると思います。建物の建築などぜんぜんわかりもしないのに、それもやっていくらか人さまの役に立ったのじゃないかなと思う」。

「〔緑化について〕植えることはけっこうですが、狭い範囲に植えすぎた気がするのです。間伐でもしないとあまり伸びないのではないかと思います。二四年に私たちがここに入った頃は薪がなかったので入所者たちが垣根を切ったのです。生木を切って干して薪木にして使ったらしいのですね。いまは大木になった桜の木も、造庭部の人たちが二六年頃に植えたと思う。研究所の通りの大きな桜です。当時は桜もない、何と言うか焼け野原ではないですが、木がないという状態はほんとうに憩いがないという状態でした」。

金子保志さん（二〇〇七年二月八日取材）

「私の生まれは大阪です。最初に草津〔栗生楽泉園〕へ行って、昭和二四年〔一九四九年〕に一度大阪に帰って、二度目は昭和三〇年〔一九五五年〕に千葉に行って、目を悪くしたので、ここに新井先生という日の大家だと言われる園長先生がいらしたのでここに入って、それで神経痛になって手がこんなになってしまったのでそのままここにいます。角膜移植をしてそれでどうにか見えるようになったのでここ〔健康舎〕で頑張っているのです。〔自治会で仕事をするようになった〕当時七人の執行委員で、選挙で選ばれたのですが、会費三〇円でこれだけのまかないをするのはたいへんだったので会費値上げと言ったら反対されて自治会はつぶれてしまった。〔その頃〕私は若くて健康だから、厚生省交渉だとか座り込みをしました。全国からここに集まって朝七時にみんなを連れて満員電車に乗って厚生省に行って、夏の予算編成期には「夏の陣」、暮れの復活交渉のときは「冬の陣」と言って四泊五日で厚生省のロビーや大臣室の前に座ったりしていました。昭和二八年〔一九五三年〕の予防法闘争のときは私は草津で役員をしていて一か月半ぐらいここに来て活動していたのですが、このときはきつかったです。参議院の裏に座り込んだとき機動隊が道路の向こうに一〇〇人か二〇〇人来ていたでしょうね、白い予防着を着てマスクをかけて手袋はめて。白衣ではなくてビニールのような予防着で。まだ感染を恐がっていた時代だから。あのときは真剣だったですよ、草津にまだ特別監房がありましたからね、そこに入れられると思って」。

「〔ここで携わった仕事は〕ずっと厚生です。一期、生活のほうにまわされた。ちょうど患者の看護が職員に切り替わるときだったからきつかったですよ。人集めもたいへんだったし、来た人も、いまのように年齢のあれ〔制限〕がなかったから、年とってぜんぜん動けないような人も入ってきて。むかしは厚生をやりながら緑化委員長というのを兼任していたのです。〔森を〕つくり始めた頃で、いまの矢嶋公園はお茶畑だったのです。この横〔資料館西側〕もずっとお茶畑でしたが、それを全部抜いた。あの頃は患者も元気だから、放送一本かけるとみんな奉仕に出てくるのです。それを抜いて、いまも少し残っている雑木林で不自由な人たちがどんぐりを拾って来て植えて、それを指ぐらいの太さになったものをもってきて植えたのです。それで矢嶋公園をつくりました。立派な公園でね、池をつくって滝をつくって東屋もつくって。それを、Tさんのことばを借りれば近所の「あのガキども」が石灯籠はひっくり返すわ、電気の線はちぎっちゃうわ、東屋は火をつけていたずらして、荒れに荒れて。それから、ここの各県人会に呼びかけて全国の記念の木を、仙台は萩をと、県花、県木をぜんぶ送ってもらって、それであそこにずらっと順々に植えたのです。それもなくなりましたね、手入れをする人がいなくなりましたし自然に枯れてしまったりで。そういうことを私のときはやったのです。ずらっと並んでいるこのケヤキもSさんという人が基金を五〇万円くれたので、ここの武蔵野に合うのはケヤキだからというので」。

「やはり、みんながよく言っているように、〔自分たちは〕やがていなくなるから地域住民に緑の森の丘にして返そうじゃないかというのが最初の動機ですね。まあ始めはそんな大きい気持ちではなくて、木を植えて空気を良くしてきれいにしようじゃないかというので、それからだんだんと。ほこりもすごかったから。むかしはサッシがなくて、ぜんぶ長屋ですけど廊下に砂埃が溜まってジャガイモがまける、なんて冗談を言っていました。それで木を植えて空気をきれいにしようと。患者も、呼びかけるとみんなよく応じてくれました」。

汲田冬峯さん（二〇〇六年一一月二三日取材）

「私がここに来たのは昭和五年〔一九三〇年〕の六月四日です。小学校六年を卒業して、しばらく京都や奈良、宝塚などに連れて行ってもらってから来ました。目が不自由になったのは、来て一〇年ぐらい経ってからです。いま福祉室があるでしょう、そこに配給所があった。配給所から線路が敷いてあって、〔食事は〕トロッコで運んだ。雪のときなどたいへんでした。ここの土は火山灰だから、ちょっとでも雨が降るとぬかっちゃう。風が吹くと家のなかまで灰が来て、歩くと足音がする。〔ここでは〕畑で畝をつくっても風が吹くと飛んでしまうからサツマイモなど根っこが青くなってしまう。あの頃は一汁一菜でした。朝はおつけ、昼は漬け物、夜は野菜の煮物が一つ。だから年とって歯が悪くなった人はたいへんでしたね。ご飯は麦が七で米が三でした。私は、初めて来たとき一口口に入れたら喉に入って行かないのです。藁を食べているような気がして。そしたら付添が出てきて、ちょっと待ってなと言って、なかにお粥を入れてきた。口開けてよく噛んでいると喉に入るようになったけれど、慣れるまではいつもご飯に汁をかけて食べた。むかしの麦は藁みたいでわさわさしていた。麦も、重しをかけてつぶしていないから、丸いまま入っている。戦争中は食べ物がないから、垣根の外に行って農家で着物を出して三升のお米をもらってきた。だけど一人では食べられない。みんなお腹がすいているし、みんなに分けるから。物を交換しても一人では食べられなかった。だから、握り飯など山で食べたことがある。だけどみんながそうだったからね。部屋の者に分けても感謝されることはなかった。もっているものをみんなに分けるのは当たり前という気持ちがあったからね。ありがとうとは言うけれど。いまは豊かになったせいで気楽な生活ですね。むかしみたいにおべっか使うようなことはないし、みんなそれなりにすらっとしている。やはりむかしからすると極楽というか。だってむかしは八人で住んでいたのをいまは六畳に一人でしょ。それにむかしは、戦争までは職員が威張っていてね。職員にちょっとでも逆らうと監房に入れられた」。

「昭和六年に学園をつくるとき空堀川へ玉石を拾いに行った。学園のところは墓だったのです。だからあそこに寮舎を建てても入る人はいないだろうということで学園を建てた。全生園ができた頃はみんな火葬ではなくて生き埋めにしたんだね。死んだ人をね、亡骸を箱に入れて、一つの穴に二つずつ入れて二八体ぐらいあったと言っていた。あちらにお墓ができたときに骨を移したんです。それを掘ったとき私は見に行きました。まっすぐに掘って、それから三尺ぐらい横に掘った。生のまま埋めたから骨はそのままそっくり残っていた。私が来たときは学園のところはまだ墓場だったから、タヌキやキツネもいたんですよ。何か動いているなと思ってよく見るとキツネだったり」。

「私は都会で生まれたものだから、全生園に来たら草木があるのでね、ああすごいなと思って、しょっちゅう歩いていた。垣根まわりをしていると、一まわりするのに小一時間かかる。光田先生が樹木に興味がある人で、植えることを奨励していました。あの頃あちこちに植えた木がだんだん大きくなった。昭和九年に神社ができたときに園内の大きな木をかなり移植しました。松の木とか桜の木とかを神社通りに。むかし神社通りは清瀬からの街道で、全生園の土地ではなく、土手になっていました。桜などあの辺の木はみんな古い木だね。望郷台が出来たのは私が全生園に来るちょっと前でした。昭和三年か四年頃に出来たのでしょう。全生園のまわりには一石屋一軒あったきりで、あとはナラやクヌギの林で、家など一軒もなかった」。

「むかしは虫がたくさんいましたよ。その代わり、蠅や蚊もたくさんいました。蚊帳を吊るでしょう、そうすると蚊帳が白くなるぐらい蚊がたかるんです。庭にも虫は来るし鳥も来ました。餌がないところには来ないよね。前はウグイスもいたしホトトギスやカッコウもいました。ここの庭にも小鳥が来ていました。ただし蠅もいました。蠅は目やにをつつきに来る。あれは痛いんだ。でもいまは消毒が徹底して蠅や蚊はいなくなった」。

「私は目が悪くなっても車椅子で、その前は杖をついて、垣根まわりをしたりいろいろなことをしましたよ。山のほうへ行っては鳥の声や虫の声を聞きました」。

児島宗子《そうじ》さん（二〇〇六年五月二四日以後現在まで頻繁に面会）

「私は大阪の出身です。でも、もう半世紀以上ここにいるから、ふるさとと言ったらここです。私がここに来たのは昭和一七年（一九四二年）です。最初は、一三歳のときに第三区連合府県立の外島保養園に入りました。昭和八年（一九三三年）に入って、昭和九年に風水害がありました。そのとき患者が一八〇名近く、職員とその家族も一一名ぐらい亡くなった。終身隔離だったけれど、その後、光明園にいたときに当時としてはめずらしく軽快退所できた。しかし、薬がなかったから四年後に病気が再発した。どこに行こうかと迷ったとき、島はわびしい感じがしたので全生園に来ました。その頃は若かったから五〇〇キロぐらいは歩けると思った。それでここに来て、それっきりだから」。

「大阪の療養所が風水害にあって、しばらくここにお世話になってからここを出るとき記念にみんなで桜を一〇〇本近く植えました。これから何年生きられるかわからないけれど、何年か経ってふたたびここを訪れたときには桜も大きくなって花を咲かせているだろうなあと楽しみにしていたけれど、戦中戦後にその木がみんな切られてしまった。食糧も何もなくて大変な時代だったことは確かだけれど」。

「なんと言っても職員の管理が悪いと思う。食べ物も何もよこさなかったし。らい予防法は良いとしても、療養所をつくるにももう少し慈しみというかそういうものを欲しかったね。強制収容で労働力の搾取でしかなかった。一般社会とは比べものにならないぐらい安い賃金で働かせられたけれど、煙草も吸いたいし人に贈りものをしたりしなければならないからみんな黙って働いた。園長は懲戒検束権をもっていたし、職員の心証を害さないようにと皆貝のように口を結んでいた。ここで働けるだけでも有り難く思え、外にいたら納屋かどこかに隠れているだけだろなどと言われた。恨みはありますね。断種はするし子どもは殺すし、それを婦長がやるんだね。療養所と言っても収容所だから。最初に入るところは収容病棟と言った。持ち物も全部とり上げられた。内務省の管轄だから職員も警察関係の人だった。職員がこっちに来るにも消毒液のなかを浸かってから来た。うつりもしないのに厳重に隔離して喜劇やっているようなものだった。医者も道化役者のようなものだ。資料館をつくって後世に残すというけれど、もう半世紀もしてみんな無くなったら良いと思う。自分たちのようなこんな人が一人もいなくなるのを願うだけです」。

「盆栽会に出品するのはやめました。腰が痛いし足も痛いし。職員がやってくれると言っても、専門の先生に見てもらうので鉢があまりに汚いのでは申し訳ない。鉢を洗ったりほぐしたりするのもけっこう大変です。五〇年もののサツキがあります。一生の春という名前です。一昨年の盆栽会で入賞しました。私はこの花が好きです」。

「私は少年のときから作文が好きだった。俳句はわりと簡単につくれるから各療養所に俳句の会があります。俳句には貧富の差とか階級とかはない。短歌は自分の主観的なものが入ることが多いです。季題がないからつくりやすい。俳句は季題があり、残りの一二文字ぐらいでつくるから難しい。最近はああだこうだと説明を聞いてようやく理解できる俳句があるけれど、自分はむかし風の、高濱虚子、正岡子規、松尾芭蕉につながる写生派というのかそういうのが好きです。碁と将棋のようなものかな、俳句と短歌の違いは。俳句というのはおもしろいものです。たとえば「桜」という題で三〇人から五〇人が同時につくっても同じ句にはけっしてならない。みんなで同じ花を見ても、感性とか思いが違うから似た句はできるけれど同じということはない。私は、子どものときは高濱虚子の雑誌を読んでいただけですが、その後は富安風生です。『雲海』という雑誌は、俳句救癩運動をした本田一杉先生のもとでの俳句雑誌です。南から北から療養所の人たちに無料で投稿させて配っています。世のなかに雑草という草はないと言われますね。知らないだけだからね。今年の冬は路傍の石をいろいろと考えた。寒中の石ね、凍てついている石とかね、どこかに行けばふっと目に止まることがある。あとで思い出して牛みたいによく咀嚼してから俳句をつくる。鳥が卵をかえすようなもので、ひっくりかえしひっくりかえししながら育てる」。

駒場ケサ子さん（二〇〇六年一一月二五日取材）

「私がここに来たのは昭和二五年（一九五〇年）一〇月一七日です。五六年間ここでお世話になっています。私は戦争で立川陸軍航空廠にいました。私が八歳か九歳のときに両親が亡くなったので、家が貧しかったために小学校六年生までで、高等科へ行きたくても行かれない、そういう時代でした。おじいちゃんおばあちゃんに育ててもらいました。秩父の織物工場に年季奉公に出ました。ところが、一八年の一〇月頃から戦争が始まりまして、一八年一二月一〇日に軍用車に乗せられて立川陸軍航空廠に行ったのです。空襲空襲で毎日たいへんでした。国のため国のためで、兵隊さんたちのなかに入って飛行機のネジを磨く仕事をしました。みんな子どもたちです。上は二〇歳で、下は一四歳か一五歳。北多摩郡谷保村青柳八一一番地というところが立川陸軍航空廠の女子寮の徴用建物でした。谷保村から立川の駅まで駆け足で行って、立川の駅から一駅乗って航空廠に入るのです。当時のことを思うとね、よくやってこれたなと、いま思います。八月一五日が終戦で、八月三一日に解雇になって故郷に帰りました。そして昭和二五年一〇月一七日にここへ入所ということになりました、ここにちょっと斑紋が出たのです」。

「当時はまわりは山のなかでした。すばらしい高い柊の垣根でね、このなかに何があるんだろうと思うくらいでしたよ。収容室というのがありましてね、そこに一か月ぐらいいていろいろな診察を受けて、それからお部屋へ下がるのです、各舎へね。当時私は二一歳でした。二二歳の女の人のところへ入れば友だちもいるから良いだろうということで、いまの学園の脇に図書館があるでしょう〔旧図書館。いま美容室〕、あそこの裏辺りにすみれ舎というのがあって、そこに入りました。雑居生活ですね。二八年に私も縁があって結婚しまして夫婦寮に入りました。私たちの夫婦寮の生活は共同ではなかったです。間仕切った部屋ですけれど四畳半でした。そこに三三年までいたのかね。それから主人と付添に入ったのです。うちの主人は大工でしたから仕事に行っていました。それからあちこち舎を移動して第三センターの夫婦舎にいたときに主人が亡くなって一九年になりますかね、三五年三か月と一〇日ばかり一緒にいました。私は緑内障で平成一三年の六月に不自由になったのでここに入れてもらいました。それまでは代筆をしていました。毎年暑中見舞いや年賀葉書を書きました。ここは皆他人さまですけれど、お仲人さんとか親代わりという方がいますので、そういう人たちはとくに親しくしています。でも、仲人さんが亡くなり親代わりが亡くなり、ほんとうに一人になりましたけど、五六年間のお友だちがぜんぜん変わらずおつきあいしています」。

「白杖は五年前からつきだしたのです。ここからここまで何個歩くとどこ、と。いま〔工事中で〕仮設廊下でしょう、それでまごついちゃって。八三個数えるとふつうの廊下に出るのです。一人で歩かないと感覚がわからないでしょ。医局と、新センターにいる五六年間のお友だちのところへ行くときは、もう勘定しなくてもここに来ればいくつだなとわかるから行きますよ。それに盲導鈴が鳴っているでしょう、それがあるからここに来ればこうだとわかります。盲人会ではいまカラオケが一番盛んです。声を出すことは身体に良いですからね。盲人は画面に歌詞が出てもわからないから歌詞はすべて覚えます。その代わり一曲覚えるのにたいへんですよ。私は歌詞を覚えるのでも何でも、夜なかにお腹の上で歌詞を書くの。電話をかけるのにも〔番号を〕頭に入れておけばすぐにかけられるから六〇件頭に入れました。こんど二件入ったから六二件、みんな覚えました。手でマッサージすると胃の薬になるんだって、だから手でマッサージしながら、大阪から〇六六八四……てずっと埼玉、栃木、群馬と。こっち〔の手〕も同じように繰り返して、みんながお経を覚えるように唱えています。指の運動にもなるし」。

斉藤米子さん〔二〇〇七年一月二九日、二月二三日取材〕

「私がここに来たのは昭和一三年〔一九三八年〕の二月二六日です。一二月生まれで、六歳のときです。先月七五歳になった。六歳で来たのは私が最初で、みんなから、昭和生まれかと聞かれた。昭和っ子かって。みんな大正生まれがほとんどで、少女寮もそのとき昭和生まれは私だけだった。その年の夏休み頃にNさんが入ってきて、それからだんだんに昭和の人も入ってくるようになった。なかには私と同じ年の子どもを〔実家に〕置いてきた人がいて、私が学校に行くとき毎朝道に出て見ていた。その子は男の子だったそうですが、いま頃はこんなくらいになったかと私を見ていたと、あとで教えてくれた。歌舞伎に出たのは来てすぐで、〔昭和〕一三年の五月。仮名手本忠臣蔵の寺子屋で、来てすぐに出された。一九年の五月までやりました。最後が阿波の鳴門の巡礼〝おつる〟でした。五月と一〇月が歌舞伎のやる月で、三日間あって最初の一日が写真日といって、良い場面だけ写真を撮ったりした。写真は職員の後沢《ござわ》〔長四郎〕さんという人が専属で撮った。看護師さんだった。学校では、一年生は私一人。全部ではけっこういました。男の子のほうが多かったです。六年生ぐらいで退院した人もいた。子ども舎には病気でなかった子はいなかったと思う。子ども舎はみんな軽い人が多かったね」。

「戦時中ちょっといたずらにグランドの北側のほうに栗があるというので出て、帰りだったか園長先生に見つかって、急いで垣根に入ったのを覚えている。あと、清瀬のほうでアイスクリームを売っているというので、アイスクリームを買いに行ったことがあるよ。築山にはよく上がった。夕食が終わると毎日散歩に出て築山に上がって、それから垣根まわりをしてぐるっと歩いた。私らが学校のとき、あそこ〔築山〕にツツジがあるでしょう、あれもまだ小さかったのよ。そのツツジに混じって松の木があって、あの松の木がまだ小さくて、松に虫がついたから虫とりをしろと言われて、バケツに水を入れてこわごわ虫をとったことがある。築山に上がっていくところの東側に栗の木が何本か、丹波栗という大きな果実のなる木が植えてあったのよ、それをここの土方部の人が、果実がなると採って炊事に収めて栗ご飯にしてくれるわけ。私らが遊びに行ったらその栗がこう割れているのがあっていまにも落ちてきそうなので、下から一生懸命石を投げたら、その係のおじいさんが舎から見てて怒鳴っているので急いで飛んで逃げて帰った。そんないたずらもやったりした。山栗は採っても良いのだけど、丹波栗は土方部で植えてある木だから、やたらに採ったら怒られてしまう」。

「一人一木運動なんて知らなかった。放送があったかもしれないけど気がつかなかった。矢嶋公園に撒くというのでEさんたちがドングリをいっぱい拾ってきたことがあったけど、なかから虫がいっぱい出てきて気持ちが悪かった。自然にあまり関心がなかったかもしれない。私らが小さいときは神社や納骨堂に掃き掃除に行った。いまあるのではなく前の納骨堂のところも、イチョウとミツバカエデ、クルミの木もあった。そんなんでみんなで揃って掃けたのよ、納骨堂も神社も。いまじゃ掃くどころじゃない、ごちゃごちゃして。もうちょっとすっきりしたほうが良いように私らは思うけれど」。

「子どものときの遊びは、私ら女の子は、隠れんぼして園内中歩くことになったりした。石蹴りをやったり陣とりもやった。少し大きくなってから、一二月に入ると百人一首をみんな揃ってよくやりました。お母さん〔寮母〕に読んでもらってみんなでやりました。あの頃は上の句から下の句まで全部覚えていました。一月に大人の人たちと大会があってそれにも参加しました。優勝したことがあります。学校を出たあとは外科手伝いに行った。その頃は手が良かったから。風呂場の外科と医局と女の風呂場と。私らは男風呂の外科へ出て、職員は看護師さんが一人いるだけで、あとはみんな患者さんがやった。私らも、たこ切れ何切れと切らされた。始めのうちは恐くて恐くて、そのうちに慣れて切れるようになったけれど。熱瘤とか結節とか化膿している人もいるのよ、そういうところの頭を切って膿を出して薬をつけて絆創膏を貼ったり包帯を巻いたりした。絆創膏はまだあまりなかったから、ガーゼをあてて包帯を巻くけど、その包帯巻きがうまく行かなくてね。上手な人がいて、その人に巻いてもらうと落ちないと言われた。そういう人に教わりながらやった。日曜日は不自由舎をまわって爪切りをした。礼拝堂の窓ふきに行ったりもした。宗教で何かあるときは仏具磨きもした。炊事で栗ご飯だというと栗の皮むきに行くの。前掛けして、ポケットのあるのをして、ちょこっと入れたりした。小遣いは少しだけもらいました」。

志田　彊さん（取材当時入所者自治会生活委員）（二〇〇六年三月九日、一一月八日取材）

「自分は、昭和二五年（一九五〇年）に入所し、岡山の邑久光明園に一五年いて、昭和四一年に全患協執行委員となり四二年にここへ来た。プレス機械やスポット溶接などもやった。工場は四九年に火事で焼けてなくなった。昭和六〇年頃に全患協事務局に入り、いま七九歳を過ぎたので、身体が悪くなる前に委員をやめたい。いまは緑のことや食糧のこと、道路のこと、生活のことなどをやっていますので、その範囲でわかることならお話できます。近隣住民から落ち葉が飛んできて困っているから何とかしろという声が来ている。ここ二、三年前からで、入所者の老齢化にもよっている。園内で一人一五坪の畑を借りて作物をつくっていたが、その際に肥料用として落ち葉を集めて堆肥にしていた。都職の病院があったときは、そこへ落ち葉をもらいに行った人もいる。入所者も高齢化して落ち葉を利用しなくなった。裏手は日陰の問題がある。数年かけて論争をしたりけんかをしたりしながら協議をつづけて結局こちらが負けたかたちで道路沿いの木を切った。去年は松の葉が樋を詰まらせると言って松の木を切れと言ってきている。しかし、松は先を切ると枯れるから切れない。都道の拡張問題もある。清瀬からつづいている道で、柊のなかのケヤキにかかる。二、三年前に、拡張させて欲しいという話があったが、いまのところ話は前進していない。土地は国のものだが、入所者にはここはわれわれの土地だという気持ちが強く、土地を削られると身を削られる思いがする。正門の問題もある。一メートルの歩道を二・五メートルに拡幅しバスレーンも確保し久米川への右折をスムーズにする。しかし、カシの木にかかるので反対運動が起きている。園のなかでも守れというグループと仕方がないというグループがある。県木は、木が大きくなることを植えるときに予想したのかどうか。いまは混みすぎている。間引くのが大切なのだが、自然のまま残せという人と風通しを良くしろという人など意見が分かれる。ポット苗の木も密植状態だ。外からの悪い空気を遮断する緑の壁だと言う人がいる。のぞかれるのを防ぐ効果もある。森林浴道も下草を刈ったり雑木を切ったりしなければならない。山吹舎の前の檜林に行くと私は圧迫感を覚える。枝下ろしをしたらと思うが、柱には細すぎるし丸太には太すぎて売り物にならない。そもそも林業を経営しているわけではないから木を売ってという話ではない。むかしの緑化委員は木を植えることばかり考えた。最終的にどうしたら良いか、しっかりした人が教えてくれたらできるけれど、あだこうだという意見ばかり。最後は公園に、一帯を緑の樹林地区にと思っているが難しいかもしれない。都職〔の病院〕の跡地が反面教師としてある」。

鈴木禎一さん（二〇〇六年二月二八日、三月一五日他、頻繁に面会）

「私が多磨に移ったのは昭和四六年〔一九七一年〕です。最初に青森〔の松丘保養園〕に入ったのは昭和一〇年〔一九三五年〕頃です。山登りを始めたのは、全患協の事務局長をやめた年です。駿河〔療養所〕にいたときはそんな暇がなかったです。ここで、本部をやめて国際障害者年の事務局をやっているとき、月に一回か二回ずつ関東周辺の山に登っていました。身体を鍛えるためと、日常の活動で障害者とかいろいろな人と接触していることによるストレス解消のためです。丹沢から奥多摩、奥武蔵の千メートル以下の山で、私の体力が許す範囲内で。みんなと一緒について行けるだけの体力がないから、一人ぼちぼちと登っています。障害者運動というのにはいろんな団体があって、知的障害、肢体障害、聴覚障害、視覚障害など、そういう団体の要求を実現する仕事をしました。それは人間関係ですからストレスがたまる仕事です。東村山の社会教育委員もやりました。公民館の学習の計画とか。車椅子のダンスをやってみなさいよと先生に勧められて車椅子を押して踊ってみたりした。全生園を知ってもらうためにみんなと全生園の森の散策をするとか、全生園の公会堂を借りて車椅子のダンスをするとか、目の見えない視覚障害者のカラオケを見守るなどしながら、全生園やハンセン病の実態を理解してもらうこともやっています。それはもう二〇数年になります」。

「全生園には武蔵野の樹木や山野草が生えていましたので、緑化委員をやってそういうものを残そうと思ったのですが、周辺をきれいにして茂みなどなくなり、野鳥も六〇数種類いて東村山の野鳥の会で観察していたのですが、きれいにしてしまって野鳥が隠れるところがなくなり、いまはもう〔むかしと比べて〕何十分の一しか野鳥が見えなくなりました。明治神宮のようにきれいにしようという人がいて、武蔵野の面影がなくなりました。山野草を植えても平気でもって行かれるし、納骨堂の近くの築山にボタンやシャクヤクがあるのですが、それを花を切ってもっていくのではなくて根こそぎ〔外の人が〕もって行くのです。菊も鉢ごともって行かれる。もう何とも言いようがないです」。

「看護師はたいていは高校出ているでしょう、医者は大学を出ているし、専門で勉強をしている。外国語も知っている。でも、入所者は、大正、昭和に入った人で、その時代は農民や職人が多い時代で、そういう人たちは高等小学校を卒業するのがふつうなのです。それ以上は、よほど地方でお金持ちか飛び抜けた能力をもって奨学金をもらっているかごく少数なわけ。だから、療養所に入所した人は小学校を卒業した程度の学力です。そして、療養所では教育を受ける機会を奪われている。入所者は、国によって、発展する能力を奪われた犠牲者だ、という認識は〔看護師や医者には〕一つもない。歴史も知らないし、この患者さんがどういう状態でここにいるかということを知らないで、ふつうの病院からぱっと移ってきた看護師さんたちは、そういう認識をぜんぜんなしで対応するから問題点が出て来るのです」。

多田三郎さん・良子さん（二〇〇七年二月二七日取材）

三郎さん「私がここに来たのは昭和三五年〔一九六〇年〕三月九日。出身は秋田です。学校を卒業して一週間家にいただけです。集団就職の時代だったから東京に行くにはもってこいだろうと思って、それに紛れて。労外〔労務外出〕に行ったとき、オリンピックの前の年はずいぶんお金になったよ。道路清掃とか夜なかにやっていたから。あの頃出て行ってもぜんぜん何ともなかった。最初は日当六〇〇円か七〇〇円ぐらいもらった。ここ〔園内〕にボロ車があってそれで練習して外の教習所に行って〔自動車運転免許証を〕とった。三七年〔一九六二年〕だ。大型も一緒にとった。あの頃は同時にとれた。それから何年かあとに大型特殊をとった。〔労外で〕横浜の洋光台辺りまで行ってブルトーザでひっくり返ったこともあった。夜遅くなって帰ってきた。ここでは肉を食えないからというので、モツを買ってきて酒飲んで喜んでいた時代だった。トコちゃん〔TYさん〕は豚を解体してモツを焼いていた頃が一番華だったんだろうな。ビールを飲んだのはいつだったかな。池をつくった完成祝いだった。草津から火山岩をもってきてトラックで二トンぐらい運ばせて錦鯉を買って――。私は外の酒屋に知っている人がいたから、生ビールの機械をそっくり借りてきて、みんな喜んででっかいジョッキを買って、囲炉裏に炭をどんどん焚いてモツを焼いて、みんな酔っぱらった。Yさんが調子乗って歌を歌って喜んで、次の日の朝日が覚めたら両膝が真っ黒になっていて原因がどう考えてもわからんと。それがとれるまで二月もかかったと。私たちは旅行が趣味で、車で九州まで行った。九州、四国、青森も行った。いまは長距離で乗って旅するような患者さんもいなくなった」。

良子さん「私は二六年〔一九五一年〕。出身は静岡県です。私が来た頃は垣根がうんと高かった。穴を開けて出て行った記憶があります。私たちの頃はそんなに厳しくはなかったですね。抜け出して映画を見に行ったりしたし。カラオケもよくやったね、最近ちょっと廃れたけれど。会には入っていませんけれどつきあい程度にはやった。やらなければいられなかったね、一時期は。私は小さいときにここに来たでしょ、Tさんは園芸部で、少女寮の隣りに詰所があって、Tさんにも可愛がってもらった。少女寮の庭に花を植えたりするのもみんなTさんたちがやってくれたのです。Tさんはあの頃元気だったから畑もやっていて、私はよくトマトを、ほれ赤くなったから食べろよと言われて、あの頃何もなかったですからね、おやつもなかったし買うお金もなかったから喜んで畑に行って食べたりしました。ほんとうに五〇年来のおつきあいです。親以上だったかもしれない」。

「私は〔子どものとき〕学校で病気がわかった。だから一日中泣いていましたね、ここに来る前の日は。納戸というところに入って一日中泣いた。一週間我慢しろと母親に言われて連れてこられた。一週間が一生になったけれど。来てから二、三年家に帰れなかった。結婚してからだね、家に行ったのは。ここに来たのは〔小学校〕五年生のときでした。その頃はまだ〔少女寮の〕一号に一〇人ぐらいいた、少女だけでも。ちょうど〔新良田〕高校ができた頃で、順調に行けば私は二期生になるところだったけれど、私が行かないと言ったら、Tさんに怒られた、行けと。私の家が貧しくて行かないと思ったらしくて、参考書ぐらい買ってやるから行けと言われたのですけれど、私は頑固に行かなかった。私たちくらいの年代までですね、ここに残っているのは。そのあとの子はみんな退院したのではないかな。ほとんどいない。むかしはやることがなくて文芸とかみんなよくやったのですね。私は百人一首をよくやりました。夜になるとみんな集まって特訓して覚えた。特訓させられたのかな。学校の試験と重なる時期でも、今日一日何枚、次の日に何枚と教える人が来て覚えさせられた。あの頃はたちまち覚えた。少女寮の一号と二号で競争だったからやはり意識するのですね。入った順番に一号、つぎの人は二号、そのつぎの人は一号というように。大勢だったから一人の寮母さんでは見切れなかった。男の子は別の寮だったから〔わからない〕。少女寮も寮母さんによって性格が違う。陰と陽だと言われた。大きくなってもこの人は一号出身だとかわかると言われましたね。どちらが良かったかはわかりませんが」。

「主人が労務外出をするときは、お弁当をもって行った。あの頃はいろんなものを買える時代ではなかったから。共同生活だったからお勝手も共同で、だから朝早くそおーと起きてご飯を炊いてお弁当をつくって、あれがちょっと苦労しました。みんながみんな〔労務外出に〕行っていないからね。それで難しかったね。だからみんなが寝ているうちにそっと起きて仕度するけれど、やはり音がしますからね。電気釜がある時代ではなかったし。労務外出する人は給与金をもらえないということがあった。それで仕事をつづけるかどうかという話があった。私は自治会でタイプを打っていました。三〇年近くずっと。ワープロが出まわり始めたので辞めたのです。老眼もかかってきたし。都内で宣伝カーを出すときにアナウンス嬢もやった記憶があります。〔ハンセン病〕資料館に園の紹介ビデオがあったのですが〔二〇〇七年のリニューアル以前〕、そのナレーターを頼まれて入れました」。

堤 良蔵さん（二〇〇七年三月一六日取材）

「昭和一六年〔一九四一年〕に一〇歳で邑久光明園に入られ、その後なんとかして外で働きたいと願って四七年に一時帰省というかたちで外に出て、平成元年〔一九八九年〕に全生園に来ました。光明園にいるときに新良田の高校へ行って、そのとき愛生の〔園内にある〕聖書学舎に行ったのです。そこでキリスト教のことを習って、最初は牧師にでもなろうかと思っていたけれど、やはり外へ出てみたいという気持ちがありました。このまま療養所で、小さな世界で暮らしたくない。もっと世間を見たい。人間として生まれてきたのだから自分の人生をもうちょっとごく一般の人間として社会生活をしたいという気持ちで社会復帰しました。私は滋賀県の出身です。一昨昨年に母親が死んだ。母は百二歳で、長生きしたものです。母は昭和一八年に社会復帰した。鉄砲玉と言って、一時帰省でもう〔療養所には〕帰ってこなかった。それで何ともなかった。病気が進行するということもなかった。病気かどうかもわからない、このへんにタムシみたいな斑紋があっただけだから。私が入所した頃は、疑わしきは入れよということでみんな入れた。私が〔光明園に〕おった頃は千人以上おりました」。

「ここ〔全生園〕に入る前に、高校の修学旅行で一度ここに来たことがあった。修学旅行と言っても、別に学校から来たのではなく、一時帰省して友だちと二人で青森まで行ってきました。学校行事としての修学旅行は認められなかったのです。三〇歳のときでした。バスの道路が悪くてガタガタガタガタ、だいぶひどいところだなと思いました。東京って田舎やなと。その後ここに来たときの印象も、自治会など東京の人はもっと開けていると思っていたら、そうではなくて逆でした。たとえば光明園ではこのような良いことをしていましたよと言うと、なんでそんな良いところから来るんだと、そういう自治会の言い方でした。非常に閉鎖的で自分らだけの世界を守っているような感じがしました」。

「ここでは〔園内の秋津教会に〕籍だけ置いて、外の教会に客員として行っています。外の教会のほうが自分の習いたいことがあるので、外の教会に行くようにしたのです。日本基督教団の教会ですから正式の礼拝が守られている。単立の教会だと自分勝手な礼拝で終わっているところがあり、それが自分の意に沿わないので。オルガンを弾いたのは子どものときからです。光明園に入園してから、何もおもちゃも遊び道具もなくて、学校にオルガンがあったので、それを弾いて自分で独学で習いました。私はみんな独学です、音楽のほうは。ボランティアとして信愛病院のなかのホールでオルガンを弾いています。あそこは二度礼拝がありまして、院内礼拝が済んでそれから清瀬信愛教会の礼拝が始まるのです。始めのほうはホールで病人さんのグループのためにオルガンを弾いていたのです。以前はオルガンを弾く人がいなかったものですから、前の牧師さんから手伝って欲しいと言われて毎週行っていたのですが、そのうちにオルガンを弾く人も増えてきましたので、いまは月に一回だけ弾いています」。

苗木　豊さん（二〇〇七年三月一一日、一〇月二日取材）

「私がここに来たのは昭和一八年〔一九四三年〕です。高等小学校を卒業して工場勤めをしました。軍事関係の工場で休みなしに働き、納期に間に合わせるため午後九時から徹夜で働いたこともあります。そのようななかで、ただで飯を食わしてもらえるところはないかなあと思っていたら、ここに来ることになりました。病気になろうと思ったわけではありませんが。ここに来て野球をしたりしてのんきな生活を送り、苦労とか惨めとかと感じたことがありません。病気で外に出られないし、外に出ても嫌われる。その点で私はここにいて苦痛を感じたことはありません。このなかでけっこう自由に生きてきました。作業ではいろいろなことをしました。鉄工部や金工部にいた頃は、いろいろな器具をつくりました。ミシンの針をつくったり、共同作業で鉈や鍋、義足などもつくりました。印刷部に入って活字を拾ったりガリ版印刷をしたりしました。鉄筆は、自転車のスポークが鋼でできているので、それでつくりました。『灯泥』という文芸誌やカトリック教会の冊子なども私がガリ版で刷りました。自転車部で古自転車の修理や再生をする仕事もしました。その後、このなかで写真屋をやりました。白黒写真で、自分で現像や焼き付けをしました。バス・レクに参加して記念写真を撮ったり、国会に陳情に行って座り込みをしたときの写真も撮りました。『離された園』〔岩波写真ライブラリー〕を作成する手伝いもしました。サクラフィルムから小型の使い捨てカメラをもらって、そこに掲載されている写真をいくつか撮りました。これ〔最初のページに掲載されている、垣根を挟んで園の内外が写っている写真〕は、全生園の角のところにある電信柱に上って撮ったもので、垣根のなかを歩いているのは私です。外を歩いているのは職員で、頼んで歩いてもらいました。また、のちに緑化部と言った、作業の清掃部に二〇年ぐらいいました。そこに入ったのは、当時作業場の主任をしていて、道の草とりなどしていたからです。一二、三人いて、園内すべてを私たちがやっていました」。

「むかし礼拝堂があったところに、アジサイがたくさん生えて、きれいに咲いていました。盲人会館を建てるときにそれを移植し、医局の前の〔中央通りの〕ツバキやサザンカのあいだや木の陰などにアジサイが植えられました。あれでは花が咲かず、なぜあんなところに植えるのか私には理解できませんでした。東浴場の前にサクラの木があって、そのサクラの木の下にキスゲがありますが、これも日陰になって花が咲きません。ニリンソウもむかしはたくさんあったのですが、せっせと落ち葉を集めた人が〔群落の上に〕ためて駄目にしました。クリの木も周囲の木が大きくなって枯れました。ケヤキの丘の南側にクスノキが植えられていますが、今は大きくなった。ここ〔園内〕は空がとてもきれいに見えますが、あの丘のケヤキも空に浮き出るようにすくっと立っていましたが、南側の木が茂ってケヤキが目立たなくなりました。あれでは、ケヤキをくれた人が気の毒に思えます。丘の南側は福寿草などを植えると良いと思います。近くに枝垂れ桜もありますが、周囲の木が大きくなって覆われて育ちません。果実のなる木を植えて、外の子どもたちがそれをとりに来れば良い思い出になると言ったことがありますが、採用されませんでした。雑木林の手入れが少し悪いように思います。矢嶋公園のところはむかし茶畑で、公園を造るときに残ったお茶の木がいま三メートルぐらいに大きくなっていますが、それなどは珍しいと思います。そういうものを観察できる仕掛けがあったら良いと思います」。

「園内にカラスが多くなってから、カッコウやホトトギス、ウグイスなどが来なくなりました。

コジュケイもむかしはたくさんいて、子どもを引き連れて歩いていました。園の角の、いま家が建っているところは宵待草がたくさん咲いていて、クツワムシがうるさいほど鳴いていましたが、消毒薬をまいたら一晩でいなくなりました。サッシがない頃は夏になると蚊帳を吊っていましたが、ウマオイが蚊帳について鳴いているのは風情がありました。桜の木にミノムシがぶら下がってたりして、それをとって袋物を作っている人もいました。むかしはヘイケボタルもいました。草むらではトンボが来てとまると、トカゲがそれをねらって食べるのですが、そのときトカゲは涎を垂らして、うまそうに食べるのです。それをジッと見ているのも楽しかったです。自然が豊かで情緒がありました。私は中途半端なやりかたではなく、整備するならきちんとすべきだと思います。いまここは花が少ないので、もっと花を増やしたらいいと思います。緑化ということを言うならば、園内の人だけでなく、専門家の人にも知恵をもらってちゃんとやったほうが良いように思います」。

馬場三郎さん・京子さん（二〇〇七年一月三〇日取材）

三郎さん「私がここに来たのは昭和五〇年〔一九七五年〕。いまだに私はよそものという顔をされる。最初は鹿児島の星塚敬愛園で、昭和三三年〔一九五八年〕の三月一九日に入院しました。待労院に入ったのが昭和三六年の二月二〇日です。そこに二年いて、また二月二〇日に待労院を出て、御殿場の神山復生病院に着いたのが二二日です、それは昭和三八年ですね。ここに来た日はよく覚えていないのですが、昭和五〇年の五月だったと思います。私がここに出てくるにはそれなりの理由があって、カトリック教会の伝道師になろうとしてずっと上がってきた者なのです。一九五〇年頃カトリックで第二バチカン公会議が開かれて、それでカトリックの哲学や神学もやってみたいということで、目を患ったりして難しい状況をもっての夢なのですが。復生病院から上智大学の神学講座に通い、ある程度のことはして、それからどこかの療養所へ行って教会の手伝いや司祭の手伝いをやりたいなと思っていたのですが、やはり最後は全生が良いかなと思って、それで二人でこちらに来ることになったのです。鹿児島を出るときに、伝道師になってキリストさんの福音をみんなに宣布したいなんていうおこがましい考えをもってきたけれど、それはそれで大きな助けになったのですが、実はそういう神様の教えというのは、今度病気になって四か月間ベッドの上で生き延びて来られたという、そこの奥底に何か大きな力になり、四〇年五〇年感じていたことがこういう風に生き延びる力になったということ、まさにそこに星塚を出た原因があるような気がしてならないのです。自分の心のなかに、自分の奥の奥の私に、自分の一つの人格をもったものが、それによって生かされ、そのためにまたそこから何かが出てくるものが、人との和とか神さまへの愛というものにつながって、生きていけるのではないかなと、そんなことを考えるのです」。

「中学時代は音楽学校に入りたいと思っていたほど音楽が好きだった。でも、鹿児島の片田舎から東京の音楽学校に行ってみたって叶いっこない望みなので、学校の教師にでもなれれば良いなと子ども心に思っていました。それで勉強もしましたが、父の薦めで鹿児島の鉄道高校にいるうちに病気になりましてね、すぐ療養所に入れば良かったのですが、家庭の事情があって働かなければならなかったから山仕事をしたりして家庭を助けて、そのうちだんだん病気が重くなったのです。オルガンはね、国民学校の一年生のとき、小さいオルガンをよく弾かせてもらった。新制中学校に行って音楽の先生からオルガンの弾き方や楽譜の読み方なども教わった。その頃に音楽学校に進みたいと思っていたのですけれども。いま教会音楽をみんなに伝えることができるようになったので、子どものときの夢がそんなことで果たせたのかなと思います。カラオケの会をつくって、それが日常の仕事になりました。自分のなけなしの財産をはたいて二〇年間、音響機器やらなにやら自分で揃えて自分たちで音づくりをしながらやってきました。最初職員も合わせて八〇人ぐらいのグループがあったのですが、それをやって、不自由な方たちのカラオケの手伝いをやって、舞台の上で歌わせたりしながら、群馬の楽生園とか駿河療養所とか青森や沖縄まで行くのですが、カラオケを通して他の園との交流をしました。全療協の運動も、高齢化が先に見えていておたがいにできなくなりつつあるのではないかということはけっこう見えてましたが、カラオケは誰でもやれるものだから歌の交流会をやって友だちがけっこうできました。そういうことで療養所のなかにカラオケでのパイプができたという時代でした。たかがカラオケと言われる、けっこう馬鹿にされたものですよ、カラオケみたいなくだらないものをやって舞台の上で歌うものじゃないとかね」。

京子さん「カラオケを始めた頃、不自由な人たちが公会堂に行って立つのが嫌だというので、中央集会場でして、そこで歌ったら気分が良かったのです。それで、今度は公会堂へ行くよと言ったら、今度は返事がハイということになった。それまでは長いあいだ公会堂へ行ったことがない人たちが、初めて公会堂で歌った。うちの人が会をつくったときは、人前で歌うのだから歌詞ペラは見ない、自分の頭で覚えてから行きなさいということでずっといままでは来ていたのだけれど、最近はみんな年をとってきて、字を見たりするのですけれど、そういう園内のカラオケ〔組織〕も馬場三郎がつくりました。昭和五二、三年頃です」。

藤崎陸安さん〔全療協中央執行委員、元 松丘保養園自治会長〕〔二〇〇六年一一月二三日取材〕

「私は去年〔二〇〇五年〕の七月にここに来ました。昭和三九年〔一九六四年〕から三度こちらと青森を往き来しています。もともとは青森の松丘保養園の入所者です。その前は岡山の高校に行ってみたりこっちに来たり一番長くても一〇年留まれば良いほうで、一一年いたから松丘が一番長いほうです。前からここに往き来していたので違和感はないです。もうどっちが自分の家かわからない状態です。生まれは秋田県ですが、秋田を出たのが九歳ですから秋田のことは良く知りません」。

「全生園の木々を見てそれなりに思うことはあります。青森にも緑化委員会があって、これは園も含めた活動で、自治会の会長は緑化委員会の委員長を務めることになっているので研修などにも行きました。青森は雪が降りますので木を植えると言っても限定されます。人の住んでいる施設のそばに木を植えるのは除雪の問題があるので無理です。夏に行けば施設のまわりに木が少ないなという印象をたぶん皆さん受けると思いますけれど、われわれから見ればそれは当たり前のことなのです。多磨に来て思うのは非常に雑然としている。熊本は逆に非常にきれいにして芝生を植えたりして草一本生えていないぐらいきれいで、あれも一つの方法だろうけれど、それが木にとって良いのかどうか。ここは雑然としていてただ植えているだけという気がしないわけではない。自然のままで良いもと言えます。手を入れないという意図でやっているのか手がまわらなくてこうなっているのか。植えたときのことを思えば大きな木をそう簡単に切るという発想はできっこないはずだと僕は思います。混んでいてある程度切らないと木が大きくなれないという問題もありますけれど、たとえば正門の前に大きいイチョウの木が二本ありますね、あれを道路拡幅のために切るという話があるでしょ、なにをかいわんやで、あの木だってそれなりに年輪を重ね曰く謂われのある木だと思うし、迂回してでも木は残すべきで、木は切ってしまったらもうどうしようもないですからね。あれだけの木になるにはそれなりの年数がかかるし、われわれが生きているうちには大きくなれないでしょうから、ああいう木を切るというのはよほど謹まなければならないと思います。だから、木を植えるということよりも、いまある木をいかに大事にするかという点に力点を置くという方針で〔青森でも〕やってきました」。

「納骨堂はまあ人の骨だからそう粗末にはしないと思うけれども、これほど大きい施設のままにしておくかということは〔国も〕考えるでしょうね。療養所の将来については、いまどんなに良い医療が行われているとしても、入所者が二〇人三〇人となったときの状況を考えると必然的に医者はいなくなるだろうしいまの状態は維持できない。看護師など医療技術者は確保できても、医者の確保はできませんね。そうするとどうなるか。他の施設と一緒にということになりますが、法律の問題があるし、他の施設が来てくれるかわからないから、それはそれぞれの療養所の条件で違ってくるでしょう。都会型の療養所ではどうか、島のように孤立したところで他の医療施設がないところではどうか、奄美のように他に国立の医療施設がないからなんとかして残して欲しいというところもあるし」。

森下静夫さん（二〇〇六年一二月六日取材）

「私がいつここに来たかもう忘れました（一九三五年一二月入所）。一九歳のときにここに来ていま八九歳です。転ぶと骨折するからというので両脚を切断されました。両脚とも義足です。部屋のなかの監房にいます。目も悪くなってテレビも見られないし本も読めません。これから先のことは考えられません。むかし不自由舎の付添をしたとき、まだ若い人で手ぬぐいをかぶって一日中寝ころんで何もせず、お茶とご飯だけとって生活している人がいましたが、いま自分がそうなりました。何もすることがありません。何もないと寂しいのでラジオをつけますが、これといって目的があるわけではありません。耳は良いです。盲人の人は皆声だけで誰かわかると言いますが、私は途中から目が悪くなったのでわかりません。いま一番困っていることは、目が見えないので何もすることがないことです。死のうと思っても死ねるものではありません。年二回のお墓参りには行きます。午後二時に車椅子で売店のところへ行って一服して、その辺を気晴らしにまわって納骨堂などに行ったりします。介護員さんがいろいろと気を遣ってくれるけど、本人が目が見えないからテレビも本も見えず何もすることがありません。ラジオを聞いても何かを目的としているわけではなく寝るでもなく起きているわけでもない生活をしています」。

「むかし一度目が悪くなりましたが、手術をして良くなって、盲人会で代筆の仕事をしたことがあります。目が良いときにはよく山〔雑木林〕のほうへ行きました。望郷台にも行ったことがあります。目が悪い友だちと一緒に夕方二人で歩いて垣根まわりをし、途中で休んで話をしたりしました。夕飯のあとも暇なので一緒に垣根まわりをして愚痴をとばしたりして、一まわりすると適度に疲れて気持ちが良くぐっすり眠れました。いまは両脚がないのでどこへも行けません」。

「病棟の付添に出たことがあります。付添の人が食事の合間に散歩したり話をしたりしているのを見て、私は遊ぶ時間が欲しかったから、付添になりました。そんなときにある人がうちに来ないかというので行ってみたら、たまたまその人が短歌会の会長だった。本棚に短歌の本がいっぱいあって、それを読んだりしていました。武蔵野短歌会のパンフレットがあって、それに投稿する紙がついていたので書いたら、それが採用されて、自分の名前が雑誌に載っているのを見て嬉しくて気をよくして歌をつくり始めました。静夫という名前は、静岡県の生まれなのでつけました。付添をしていたので外の仕事はしませんでした。プロミンで病気は治りました。宗教はいちおう真宗ですが、宗教に関心がないので一度も〔園内の宗教行事に〕行ったことがありません。友だちが車をもっていたので一緒に北海道や九州に旅行に行ったことがあります。自動車で北海道を一週間、東北を一週間旅しました。川崎から船で一晩明かして九州で一五日間あちこち旅行してまわりました。高千穂に寄って、長崎、熊本。垣根を出ると監房に入れられますが一度も見つかりませんでした」。

「いま九二歳です。ミカンや柿など甘いものが好きです。〔子どもの頃〕学校から帰ってくると木にのぼってミカンや柿を採って食べました。ほかにキンカンとかグミなども食べました。だからミカンや柿は、買って食べる気がしません。実家は浜松の近くですが、浜松へは八里三二キロぐらいあります。〔子どもの頃〕浜松までよく映画を見に行きました。ここでも歌舞伎や映画をよく見ました。フィルムを借りてきて、公会堂でみんなで見ました。実家は山のなかでしたから木はたくさんありました。ここでも〔皇紀〕二六〇〇年のときに木を植えました。そのときのケヤキやサクラはいま大きくなりました」。

山口町雄さん（二〇〇七年三月二九日取材）

「ここに来たのは昭和一三年〔一九三八年〕八月です。むかしはひどかったよ。いろいろな作業をやった。戦後はずいぶん自由になった。図書館に八年ぐらい勤めた。あの頃は図書館には偉い人が大勢いたよ。村瀬〔欽次郎、哲二朗、哲朗〕さんが館長だった。ほかに、平松〔百合男〕さん、松本馨さん、鈴木〔楽光〕さん。そこで製本係をしていた。本がけっこう傷むから、それを製本し直すのです。あそこ〔現在図書館がある場所〕に移ってからは〔自分は〕やっていない」。

「盆栽は、昭和三〇年〔一九五五年〕、悪くしていた足を切ってから元気になって、それから始めたのです。神社の隣りに第一面会人宿泊所があるでしょう。その前にあった舎に住んでいたときに盆栽を始めました。宮様お手植えの黒松があって、その松ぼっくりを拾って種子を蒔いたら生えた。〔それを盆栽にして育てて〕大きいのは弟がもって行って、小さいのはそこ〔庭〕にある。盆栽会は、もうだいぶ人数が少なくなったけれど、前は大勢いたよ。春の展示会と秋の文化祭に出品する。秋は、紅葉と、果実がなるものを出す。菊は、消防団の小屋があった辺りにずらっと並べた。三メートルの〔菊の〕懸崖が十いくつ並んで壮観だった。おふくろが面会に来たときにそれを見せたら、〔あまりに立派なので〕びっくりして、これは外からもってきたのかと言っていた。自分は菊は出品しなかったけれど、個人で楽しむ程度にやっていた。盆栽と両方はとてもできないから。いま盆栽は、毎日午前中に手入れをして、昼休みをしてから、午後は二時頃からやります。大きいのは植え替えがたいへんだから、茨城にいる弟にやった。私の出身は茨城です。小さいのも四〇年前からやっている。私は大きくしないほうが好きだ。花も小さいほうが良い。ほとんど挿し木でつくります。サツキはあまり好きでない。サツキは消毒をしなければならないから。いま鉢にして一〇〇ぐらい。年〔老齢〕だから増やせない。枝の先をこまめに切らないと大きくなってしまう。あのカエデも四〇年ぐらい経っているから、庭に植えていたら何十メートルの木になっているだろうな」。

「結婚したのは昭和二七年です。むかしはよく老齢会で旅行したので、旅行中に水まきを頼んだりした。愛友会と言ったかな。いま草創会というけれど、老齢者の会です。そこ〔部屋の梁〕にあるの〔小型の提灯〕は旅行して集めたものです。北海道から、あちこち行った。隣の写真は、この人〔奥様のきんさん〕が陶芸をやっていたときの表彰状だ。そこ〔通路側の玄関その他〕にある鉢はみんなこの人がつくったものだ。賞状やカップは盆栽会でもらった。賞状は、三越の盆栽会に出品したことがあって、そのときに高松宮賞をもらったときのものだ」。

山崎利一さん・房子さん（二〇〇七年一月二九日取材）

利一さん「〔私の〕うちはほんとうに山のなかで、道路からはずれたら川に落ちてしまうような、すり鉢のようなところです。私の家の辺りから木曽の谷にかけてずっと御料林だったのです。その伐採が仕事だった。私も親父と一緒に炭を焼いたり、大きな鋸で一抱えも二抱えもあるような木を切りました。それも一六〔歳〕の半ば頃までかな。私が病気になったのは〔昭和〕一二年〔一九三七年〕で、七月から一三年三月まで東京にいて、あとはうちに帰って一七年にここに来るあいだそういう仕事をやりました。戦争中でしょ、食うものがないんです。腹が減って腹が減ってどうしようもないから、終戦の年の七月の終わりに、せめて白いご飯を腹一杯食ってから死にたいなあなんて友だちと一緒にここを飛び出して千葉県の八街《やちまた》の軍の飛行場へ行ったのです。軍のお声掛かりの飯場に潜り込めば白いおまんまが食えるからね、こりゃあいいぞと言って行ったのが八月の一〇日頃です。さあこれから道具を抱えて行こうかというときに空襲に遭って、その正午に終戦となりました。親方が切符を買ってくれて〔実家に〕帰ってきたのです。二一年までいたけど病気が動き出して顔のあちこちにぽつぽつと結節というのですが顔が半分ぐらい赤くなって、ああもうこれはうちにいられないなあと思って皆に迷惑をかけるのは悪いというので八月の終わりに自分でここへ入ったのです。リーダース・ダイジェストというアメリカの本にカービルの療養所ではすでに治る良い薬ができていると書いてあるといううわさを聞いて、看護婦さんにお願いして手に入れて、ここでもなんとかならんのかねと先生に言ったら、あんな薬効くか効かないかわからかないとにべもなく断られた。その頃お金がある人は買ってやっていたんですよ。

金がないから悪くなったら死ぬしかしょうがないだろうなというふうに考えていた。そのうち〔プロミンの〕割り当てが来たというので、二三年の一〇月頃かね、やってくれるようになったのです。その頃は見られるような顔ではなかったですね、腫れてしまって。その薬のおかげで化膿するのは止まった。そっちこっちパンクしている結節なんかもみんな治ってしまって一週間やったら傷が全部治ったのです。いやあ、うれしかったね。すっかり元気になったらじっとしていられなくなって、野球をやろうというのでチームをつくった。午前中は仕事をして、午後は野球はやるテニスはやるピンポンはやる。病気が落ち着いてきてから大工の仕事に行ったり自治会に行って書記を手伝ったりした。二八年の予防法運動のときには自治会にいました。一晩中寝っこなしでビラつくりをやって謄写版で刷って、陳情に行くときはこんなに厚いやつを三人か四人都内でビラ配りをするのにつくったりしたです。予防法闘争でここから陳情団が田無まで行ったのですが、あのとき自治会の報道部にいて、園のなかの目が見えない動きのとれない人たちが心配しているからいまどういう状況か知らせてもらえないかというので、自転車であとを追いかけてレポートをして放送した」。

「自治会にいたときに一木運動の受付をしました。下手に名前を出したら、あれ大通りに植えたでしょう、本名は駄目だとかなんだかんだと言うようになった。〔草津の人たちのは〕変なところに植えて木が駄目になってしまってね。〔草津の人が加わったのは〕やっているんだったら俺も入れてくれというので、向こうにある木をもってきて植えたみたいです。いきさつはわからないけど、村越化石さんや藤田三四郎さん」。

房子さん「私は山梨の出身で、ここに来たのは昭和二九年〔一九五四年〕です。山梨の一家心中〔ハンセン病罹患を悲観した家族一家九人が心中した、一九五一年の事件〕の年に発病したものだから皆さんのように苦労をしていないのです、保健所でものすごく気を遣ってもらった。実家に帰れないということもなかったです。隠れて家に行くとかということもなくて申し訳ないみたいです。この病気になったことは親戚でも誰にも言うなと。それがなぜ言ってはいけないかはここに来てからわかった。あの事件はほんとうに驚きました。病気も重くなくてプロミンが一番効くタイプだったそうです。病気でない人もみんな死んでしまったから。ここの自然は良いですね。有難いです。静かで。でも、最近は外部の人が入ってきて休日など賑やかですけど。まるっきり変わりましたね。私たち二人でよく歩け運動をしているのです、林のなかを。林のなかもいまは全生園の人と会わないで、歩いているのは一般社会の人がほとんどです。〔散歩道の除草は〕外のおじいちゃんがボランティアみたいにしてやってくれているのです、矢嶋公園のあたりとか。皆さんが歩き良いようにね、と」。

山下道輔さん〔ハンセン病図書館主任〕（二〇〇五年一二月一二日以降現在まで頻繁に面会）

「戦時中に防空壕の屋根を支える木としてかなり〔木を〕切った。園の外へも切りに行った。伐採して担いで来る途中で職員がつかまえる。ずっと見ていて、分館まで運ばせておくんだね。垣根の外にも園の雑木林があって燃料のために枝をとりに行った。鉈で切っていたら巡視員がまわってきたので、はいていた長靴のなかに急いで鉈だけ隠した。常会の人が談判してくれて部屋での謹慎だけで済ませてくれた。戦後まもなくの頃動物実験小屋の係をやった。動物の餌をつくる畑があって、ジャガイモやトマトもつくった。猿などに与えるため。そういうのをときどきかすめた。樫の木にのぼって枝払いをした。ウサギに与えるためだ。芯が残るのでそれを燃したが良く燃えた。戦中は松ぼっくりもお湯を沸かすのによく燃した。不自由舎の係になると燃料探しもしなければならなかった。いろいろと木を切ったが、さすがに御歌碑のカエデは切らなかった。栗の木がたくさんあって、子どものときによく採りに行った。みんなと行ってすぐバケツいっぱいになった。監房はいつ壊したかわからない。収容病棟の門の近くに竹藪があった。霊安室と解剖室が一対の家になっていて、その隣りが監房だった。その前に動物実験場があって、六、七メートル離れたところに医局があった。その中間に、全生病院設置のため視査官が来た時、設置反対の地元民による騒擾事件があって、視査官が松の根元に集められた落ち葉のなかにもぐって隠れたという老松があった。つい最近まであった。神社通りのすくっとした今ある松よりも大きめの松だった。動物小屋に泊まっていたとき、松が風に吹かれると浪のように聞こえた。監房に〔誰かが〕入るときに門の音がキイキイと聞こえた」。

「林〔芳信元園長〕先生は、退官したときに私有財産その他資料をもち帰って自宅にプレハブを建てて棚をつくって収めていたが、亡くなったあと、大竹〔章〕さん、大平〔馨〕先生と一緒に資料をもらいに行った。医療関係は医局の図書館にもっていって、それ以外はこちら〔ハンセン病図書館〕へもらった。これは一級の資料だ。残念だったのは手紙類で、大平先生が遠慮しようというのでもらってこなかったがあれはどうなったか。医局の図書館は女の人が手伝っていた。大平先生のおかげで〔のちにそこの資料をもらえて〕ここの資料が整った。かつてあった全生園図書室で全生園に関するものだけでも充実させようということで松本〔馨〕さんがここ〔ハンセン病図書館〕を設立した。自分も当時委員をしていたので手伝った。松本さんがこの図書館をつくるとき厚生部の担当だった国本〔衛〕さんも早くから資料整理に関心があって協力してくれた。ハンセン病資料館ができたときにここの本も渡した。いま〔資料館から離れて、ここの資料は独自に〕外のボランティアの人が整理をしてくれている。自治会は、資料館が新しくなったらここの資料も全部〔そちらへ〕寄贈すると言っているが、資料館と図書館とでは役割が違うと思うし、資料館はいっさい貸し出ししないので利用者には不便だ」。

山田政雄さん（二〇〇六年一二月六日取材）

「私は昭和一七年〔一九四二年〕八月に、〔目黒にあった〕慰廃園が廃止になったのでこちらに移ってきました。慰廃園には、多いときは患者が一二〇人から一三〇人いました。残飯も廃棄物も、伝染病だということで園外に出せないのでなかで燃していましたが、それらを燃す石炭や薪などの燃料もなくなりました。経営者はキリスト教徒でした〔監督は大塚正心・かね夫妻〕。患者は、キリスト教信者の園患者と、一時預かりの政府患者がいました。政府患者は何日か泊まって、何人かまとまると国の療養所から迎えに来て移って行きました。園患者は付添や外科病棟の作業をしました。ここに来てから、経験はありませんでしたが大工をしました。私は労外〔労務外出〕はせず、ずっとなかで大工仕事を三〇年間やりました」。

「私が菊を始めた頃、すでに六〇人ぐらい菊つくりをやっている人がいました。盆栽もやれと言われましたが手がまわらず、柿の木の下に放っておきました。菊は関東のあちこちに出品しました。三島大社の周りにある公園だとか、一番遠いところでは修善寺までもって行きました。千葉の谷津遊園とか高幡不動、神代植物園、佐野、太田など。貞明皇后にも献花したことがあります。佐野で開かれた第一回全国大会で最優秀賞をとりました。農林大臣賞です。いつも負けたことがありません。大臣賞を五枚以上とっている人は東村山ではほかにいません。いつも上位入賞をとるから、主催者の地元の人たちから不平が出て審査対象から外されて別格扱いとされたことが何度もあります。それでも等級はつけてもらえます。神代植物園の菊花展は私たちが応援して発展させたものです。審査員もやりました。〔神代植物園菊花連盟会長安井謙からの、昭和三七年一〇月一四日付の委嘱状を見せていただく。〕外の菊花展に出品するときは始発電車に乗るので、朝四時にここを出ます。まだバスがないので菊をもって清瀬まで歩きます。雨が降ると傘と菊とでお手上げ状態です。型がくずれないように慎重にもって行かなければならないし、大きくて重いですから。神代植物園には自転車で通いました。一畳の懸崖をつくったことがあります。谷津遊園に出したときトラックに二つしか乗りませんでした。ふつうは八尺ぐらいです。賞をもらって、菊はもち帰ります。売るわけではありません。賞金も出ません。賞状とカップだけです。トロフィーやカップは、引越のときに自動車二台分処分しましたが、まだこれだけあります。菊つくりも盆栽もとてもお金がかかります。お金をどぶに捨てるようなものです。花を売ってくれと言う人もいますが〔愛着があり〕売れませんね。いつも入賞するのはやはりつくり方がうまいからだと思います。花が良くてふっくらとしている。お互いに研究し合うのですが、あまり細かいところは教えません。キノコ採りと同じでお互いに競争ですから。七月から八月が勝負です。日中の暑いときにクターとなっているのが良いのです。日中もピンとしているのは水が多いからで、それだと根が張りません。萎れているからといって手を入れては駄目です。水が切れても葉は落ちません。雨が多いと水をやりすぎることになるので、雨がかからない工夫が必要です。私は覆いをかけますが、それでも湿気がありますからね。また、水が切れると赤ダニがわくので消毒もしなければなりません。盆栽はその点楽です。水をやっておけば良いのですから。私が盆栽を始めたのは菊と同じときです。いまある盆栽もすべて私が自分で育てたものです。大きかった木で、枝が落ちていたけれど根がしっかりしていたのでつくり直したものがあり、いまとても立派になりました。つくり直すのに一〇年かかりました。サツキは折れたら駄目ですが、切るとおもしろいものができます。全部つめても芽が出ます。何年やっても好きなことは飽きがないです」。

SKさん（二〇〇六年一一月一五日取材）

「私は一九六〇年に東北新生園から社会復帰し、ここに来たのは一九八六年です。中年生まれでもうすぐ八七歳です。戦争中はいろいろな体験をしました。ひどい時代をくぐって生きてきたと思います。とくに戦中の食糧不足はたいへんでした。二〇年前は〔入所者が〕八〇〇人ぐらいいて、年間三〇人ぐらい亡くなり、ずいぶん多いなと思いました。この病気はむかしは長生きできませんでした。ここに来て最初は陶芸をやりました。陶芸をやると物置がいっぱいになるので二年ほどでやめました。それから図書館で製本をするようになりました」。

「ここでみんなが木を植えたことはとても良いことだと思います。東北にいたとき自治会役員をしていた関係で昭和二六年に全患協の発会式が全生園であってここに来たときは、ここは火山灰が多いので風が吹くと砂埃がひどくて、ずいぶんひどいところだなと思いました。とくにこの辺は風が強く竜巻のように砂埃が舞い上がり、寮の扉もいまのようにサッシではないので、夜寝るときには顔にバスタオルをかぶったようです。二〇年前にふたたびここに来たら、生け垣が揃い樹木も茂ってとても良いところになっていて驚きました。ここに木を植えて森にして残すという目標があることは良いアイデアで、一人一木運動で木を植えて名札を立て、自分が寄付した木が育つのを見るというのはとても良いと思います。これだけの木が育つにはそうとうの年数を必要とするわけで、昭和二六年に来たときと六一年にここに来たときとで全生園はそういう点でずいぶん違いました。一〇年ぐらい前まではTさんが園内放送で毎週「緑の散歩道」というような放送をして、季節ごとの緑の様子や木の説明をしたり、納骨堂で花が咲いたといった話をしていましたので、みんな植樹にはずいぶん関心をもつようになりました。ここの自宅では庭にグミを植えましたが、木は大きくなったのに果実は三〇粒ぐらいしかなりません。本を読んだりして化学肥料を与えたりいろいろやりましたがなぜかだめです。ナツグミです。苗を買って植えました。グミは子ども時代に家に大きな木があって、近所の子どもたちが木に上って果実を採って食べたりしました。果実はたくさん食べると舌が裂けるのです。実家は岩手県にありますが、どこの農家でもグミの木が二、三本はあって、子どもたちが果実を採っても、危ないから気をつけろというぐらいで叱ったりはしませんでした。東北新生園では園のなかに木は少なかったです。松の木と桜並木があったぐらいで、恩賜のカリンもありましたが、施設を建てるので切ってしまいました。ノウゼンカズラが松の木に絡まっていてとても良かったのですが、何年か経って行ってみたら盲人会館が建って松の木もろとも伐られてしまい、とても残念でした。東北は周りは山で木がたくさんあるので木を大切にしません。全生園は木を自慢して良いと思います。協力する人が大勢いたから緑化がこれだけのものになったと思います。いろいろな学校から参観人が来ますが、ここは木が多くて病院らしくない、気持ちがなごんで良いとみんな言います。資料館などもありますから、ここが丸々無くなるということはないにしても、森をこのまま維持することはできないでしょう。多くの木が老木になっていますし、せっかく木が育っているのに、療養所がなくなったあとこの森をどのようにして管理してもらえるか心配です」。

（2）職員

看護師Aさん（二〇〇六年一月一一日、一一月八日取材）

かつては無理にこういうところに入れられて、作業をするにも人手がなかったからみんな患者さんがさせられていた、自発的ではなくて、しろと言われてしていたと思うのです。そのようななかで患者さんたちが何か生きがいのようなものをもった、宗教とか短歌や俳句とか園芸とか。木の手入れなども、きっとそのなかで自分たちが手入れしているものが育っていくのを見て楽しみにもしていたのではないかなと思います。桜はいま有名になって患者さんよりも外から大勢見に来るぐらいになりましたが、それは患者さんたちが手入れをして大切に育ててきたからこそいま皆さんに楽しんでもらえるようになったのです。ツツジがすごくきれいに咲き乱れますし、梅林の梅の木も手入れしてくださっているので美しく咲くし、梅の果実も収穫してみんなにも分けて喜んでもらえる、そういうことがあって、患者さんたちにも楽しみになってきたのだと思います。その頃には生活にも少しゆとりができてきて先も見えてきた。前はやらされているなかで生きがいを見出すという時期だったと思うのですが、〔昭和〕三〇年後半から五〇年代にかけては強制ではなく自発的に、残った人たちが木々の手入れをしていました。まわりの人たちに喜んでいただけるので、そのように喜びをもってお世話してくださっていたように思います。いまは、患者さんたちが、自分たちがいなくなったときにここに緑を残したいということで、患者さんたちがお金を出し合って木を植えましたが、そこに名前が入っていますね、私はそこを通るときに、亡くなった方がたくさんいらっしゃるけれど、そういう方の名前を見たときに、なつかしく思い、あなたが植えられた木はちゃんと立派に育っているわよという気持ちで語りかけることがあります。園の行事で「歩け歩け運動」というのがあるのですが、そういうときに車椅子の人を私たちは誘導するのですけれど、眼がご不自由な患者さんには、その患者さんのお名前を見かけたら、あなたの名前がついている木はいまこういうふうに育っていますよ、サザンカが花をつけていますよ、すくすく育っていますよって、教えてあげるようにしています。その方も関心を持って、いろいろとうれしそうに聞いてくださいます」。

「不自由者棟に勤めていたとき、そこの婦長さんが患者さんから、庭の道路側にある木が自分の部屋の日陰になって困るから切ってくれって言われて、希望通り切ってしまい、本人には喜ばれました。しかし、勝手に切ったと自治会や寮長さんに怒られました。ああそうか木一本でも国の財産なのかと思いました。五〇年とか七〇年とかここで過ごしている人たちがいっぱいいるわけだから、それと同じように木も育ってきているのだからたとえ日陰になるからといって勝手に切ってはいけないのだなとそのとき思いました。患者さんにとって木は自分たちと一緒に育ってきたものという思いがあるのかなと思いました」。

看護師Bさん（二〇〇六年二月四日取材）

「私はここの看護学校を卒業し、三六年間ここに勤めています。かつてはいまの介護員のような仕事が多かったです。病棟は木造で、蚊帳を吊ったり、冬は板の間に水を撒いて湿気を含ませたりしました。皆大部屋でした。正門あたりも舗装がされておらず、雨が降るとぐちゃぐちゃで長靴が必要でした。周囲は雑木林ばかりという印象があります。所沢街道も細い道でこわかったです。正門の内側に大きなケヤキがありました。イチョウが成長していくのを見ていた記憶があります。患者地区との境辺りに堀の跡があってセリを摘んだりした記憶があります。病棟に勤めていたときはこちら側〔センターや健康舎がある地区〕に来たことはありません。保健科に勤めるようになって初めて舎をまわって、こんなところもあったのだと知りました。病棟の職員はお花見や納涼祭などのとき以外はこちらに来ません。個人的にこちらのほうに来たこともありません。昼休みも、昼食をとるとすぐに職場に戻ります。この辺を散歩するということはありませんでした。むかしは、昼休みには着替えて官舎で食事をしたりしていました。以前はもっと余裕がありました。『多磨』を読んであげたりという時間がありました。以前はほとんど手作業で、患者さんにつきっきりということもありましたが、いまは機械化されてナースステーションでモニターで見ることができます。しかし、その分むしろ仕事も増え、また、記録の開示ということもあって、記録を細かにつけるようになりました」。

「患者さんもほとんど自分から外に出て行くことはなくなりました。自分で出ることのできない人は、看護師や介護員さんの世話にならなければならないので遠慮して言えないということになります。ときどき何の花が咲いたねとかもう咲いたかなと、職員と話のなかで話題にするぐらいです。外のボランティアの人もほとんど来ません。仮にそういう人が来て〔患者さんを〕外に連れ出すとしても、入所者の方が気を遣うので、気心の知れた看護師や介護員のほうが良いということになります。車椅子を押すだけなら易しいですが、介助して歩くというのはかなり難しいです。外に出ても、結局、したほうもされたほうも満足感がないと、つぎにはもう嫌だということになります。短歌をつくる方が以前は題材を拾うために自然に対する関心を強くもっていたようですが、いまは創作意欲も落ちて短歌や俳句をつくっている方もほとんどいなくなりました。一緒に散歩していると、きに咲いている花をさしてあげるとか部屋に飾るということはあります。一人一木運動の名札を見て、そういう人がいたなと思い出すことはあります。視覚障害者は、耳で聞こえる鳥の声やセミやコオロギなどの昆虫の声を楽しんでいるようです。しかし、薬を撒いているせいか、最近はずいぶんと鳥や昆虫が減ったと言いますし、私もそう感じます。テニスコートの脇から出勤しているのですが、園のなかに入ると緑がたくさんあってホッとします」。

看護師Cさん（二〇〇六年七月一四日取材）

「私は一度全生園に勤めてから草津の栗生楽泉園にいました。さらに他の施設を経て、いまふたたび全生園に勤めています。最初にここにいたときは、外来も病棟もセンターも担当しました。入所者もまだ若くて、職員と一緒にテニスをしたりしていました。木がもっと多かったと思います。緑が繋っているというか、林という感じでした。しっとりとした感じというのでしょうか。いまは照り返しが強い感じがします。緑化部で入所者たちが仕事をしていると、センターの看護師などがお茶だしをして、一緒にあれこれと世間話をしたりしました。そういう入所者との交流がありました。入所者も元気でしたので本気で言い合いができました。それは違うんじゃないかとか。誤解されて悔しい思いをしたこともありましたが、感謝されたこともありました」。

「草津は一山全体が療養所で、山村という感じです。土日曜日の日直のときなどはシーンとしていました。草津は文学が盛んで、絵を画く人もいました。患者さんは関東近辺、新潟、北陸、群馬の方が多くて、全体的に純朴な感じでした。地元出身の准看護師が多く、その人たちが四〇代、五〇代になっていましたが、入所者はその人たちを一〇代の頃から知っていましたので、職員というよりも古くからの知り合いという感じでした。桜は五月中旬に咲きますが、あまり多くありませんでした。星もきれいでしたが、それよりも私は秋の夕暮れのすばらしさがとくに印象に残っています。浅間のほうや白根のほうなどの空がオレンジ色になりました。高崎から来ていた師長さんとセンターの廊下から山をじっと眺めていたことがあります。草津は温泉が良かったです。毎日入りました。毎朝、起きて温泉に入ってから食事をして、それから勤務につきました。官舎の温泉は入る人が少ないのできれいで、朝はときどき湯の花が咲いて白くなっていました」。

「全生園に復帰しての最初の印象は、入所者がものを言わなくなったということです。かつては介護員に対して大きな声で怒ったり説教している人もいましたが、いまは介護員に気を遣っている感じです。家族や外から来た人にもとても気を遣っているように見えます。いま入所者がまとまって何かをするとしたら、宗教とカラオケ、草創会、県人会です。センターではバス・レクというのがあって、参加者は一〇人前後ですが、職員がついて動物園に行ったりしてから食事をして、買い物をして夕食を食べて帰ります。いまは入所者も外に行くのが大変で、参加する人数を集めるのも大変です。そういうものよりももっと少人数で、温泉に一人か二人で職員がついて行くとか、映画を見に行ったり買い物に行くとか、都内に出るとか花を見に行くとか、そういうちょっとしたことでも職員が付添をして堂々と行けたら良いなと思います。今後は不自由者も増えてくると、職員がいても見切れないので、もっと近くに来てもらえればケアもできると思いますが、長く住んでいるところにいたいという気持ちもわかります」。

「ここはむかしから訪問看護をしていて、一九七三年から保健科がやっていました。各科で治療をしたあと、午後は訪問看護をしており、手書きでしたがデータベースもありました。外科にいたときも、包帯の巻き方一つでも入所者の生活を見て、と教えられました。私はここで看護ということを教えられましたし、ここにいて看護は楽しいと思いました」。

看護助手Dさん（二〇〇七年一月二六日取材）

「私はずっとセンターに勤めていました。むかしはいまのような外との交流はまだなかったです。かなり最近までそうでした。介護員は、以前は補導員と呼ばれた時代もありましたが、「お母さん」と呼ばれたりして患者さんともっと親しい関係にありました。運動会には職員も参加して一緒に楽しみましたけれど、職員のための運動会と患者さんに言われるようになって、それに仕事も増えてそういうことをする余裕もなくなって、やめました。庭の草花や盆栽などに職員はいっさい手を出さないという決まりがありました。折れたとか駄目にされたとかと言われたら困るからです。私が来たときは定年制が導入される少し前で、年配のおばさんたちが大勢いて強かったです。患者さんを押しつけるような力がありました。最初にここに入ったときは、そういうのを見て嫌なところだなと思いました。そういう人たちが退職してから全体の雰囲気が明るくなりました。でもいまは仕事がとても事務的になって、何でも決まりが優先で、むかしのほうが楽しかったです。患者さんも強くて、一時間ぐらい説教されたこともあったけれど、自分のやり方でやって患者さんに認められることもありました。不自由な患者さんがいろいろと知恵を絞って工夫して参考になることがあった。タンスの引き出しに紐を付けるとか、タオルの両端に紐を付けて乾布摩擦するとか、できるかぎりのことは自分でやるというところがありました」。

「盆栽は、入院したりして自分でできなくなると、置いていかなければならないから残念でしょうね。何十年もかけて育てたものを置いてこざるをえないから、寂しいでしょう。でも、かつてやっていた盆栽の話をするとき、同時に生き生きしているという面もあります。全体に緑が少なくなった気がします。以前は森がもっとありました。梅林ももっと広かったです。花火を上げるところまで梅林でした。建て替えるたびに木を切って、そのあとに植えない。資料館のところも以前は森でした。むかしから残っているのは納骨堂辺りだけで、あとは大きな木がどんどん切られました。ケヤキの丘だったか、大きなケヤキの木が一本だけ生えているところがありました。私が昭和四四年にこの近くにお嫁に来たときは、柊はまだ高かったです。ここがハンセン病の療養所ということも知らなかったけれど、お姑さんが、この近くに行ったら息をしないでと言うので、子どもを乳母車に乗せて走って通ったことがあります」。

看護助手Eさん（二〇〇七年二月一日取材）

「センターでは原則的に樹木を植えてはいけないことになっています。季節ごとのお花は植えてありました。患者さんが、元気で一般舎にいたときに育てた柿の木を第一センターにもってきて収穫した柿を寮の人にお裾分けするということはありました。その方が亡くなられて、あとに入った方が育ててその木はいまもあります。第三センターでは盆栽が盛んで、ほとんどの人がしていました。私たちは庭の手伝いはしません。〔患者さんが〕自分の生まれ故郷に帰るという行事のときの留守に水やりをしたりすることはあります。第三センターは庭に縁側があるので、そこに座ってお庭を眺めたりして話が尽きないということがありました。病院の形態が変わっていまはとにかく記録を取ることが多くなりました。現場の人間からすれば、記録よりも患者さんと触れ合うほうが大切だと思いますが、とにかく記録を取ることに費やす時間が増えました」。

「一人一木運動のサザンカやツバキのところを〔眼の不自由な患者さんと一緒に〕通るたびに、その患者さんの木があると、元気に咲いていますよとか、今年も咲きましたよとかと声をかけます。ご本人もやはり自分の名前の木があると喜ばれます。〔お亡くなりになった方の〕名札を見て、私もこんなにたくさんの人を見送ったんだなあと思います。とくに自分の受け持ちの患者さんの場合は、葬儀場までついて行きますので、そういう思いが強いです」。

「レクリエーションについて言うと、まずは梅見があります。お彼岸のときで、墓参の帰りに村上梅林に行き、梅の下でお琴を聞いたりして演芸を楽しみます。お酒はでないです。ジュースとお茶菓子ぐらいです。観桜会ではアルコールを販売します。いまは買っていただいています。ショッピングセンターと出入りの肉屋さんがお店を出します。お花見は外の人が多いですね。不自由な人が増えて、観桜会は桜の下でなくてもいい、コミニュティーセンターのほうがいいと言う方が増えました。前は桜の木の下で演芸をやったりコーラスをしたりしました。全生園祭りのとき外の人が大勢いて車椅子が入れないことがありました。お店の隣りに飲んだり食べたりするところを〔患者さん用に〕つくってあるのですが、食べているところを見られたくないという気持ちもあって、皆さん食べ物を部屋にもち帰ります。墓参は皆さん大事にしていますので、患者さんも大勢参加されます。歩け歩け運動は五月です。予め五箇所ぐらいにクイズをつくって看板を立てておいて、それを解きながらまわります。バスレク〔バスに乗ってのレクリエーション〕は以前は保健科でやっていましたが、いまは各セクションで行っています。お昼を食べに行って買い物をして帰るという程度ですが、それもいまは参加者は少ないです。秋の墓参があり、一一月に焼きいも会があります。むかしは納骨堂の近くでやって、火事になるのではないかと心配するぐらいどんどん燃して焼きいもをつくりましたが、いまは安全ということもあって石で焼きます」。

「雑草を抜いたり消毒したりして野鳥や鳴く虫が減ったことは確かですが、良かったと思うのは、蚊や蝿がいなくなったということよりも、ネズミがいなくなったことです。むかしはネズミが多くて、当直をしていると配膳室にも来ているのをよく見ました。整備されてネズミがいなくなったのが一番良いです。その意味では良い時代になったと思います」。

介護員Fさん（二〇〇七年二月一日取材）

「私はここに勤めて三五年になります。患者さんが盆栽をつくったりするのはほんとうに生きがいからだと思います。盛んな頃は皆さんほとんど部屋にいませんでした。つくっていたのはおもにサツキで、そのあとが菊でした。台をずらっと並べて壮観でした。患者さんが一般舎からセンターに移ってくるとき、盆栽ができなくなって、それまで大事に育ててきた盆栽を処分するのがとてもつらそうでした。盆栽は、手伝わないというか、触らせませんでした。私たちは見ているだけです。鉢を移動したり盆栽会に出したりするときに運ぶのを手伝うことはあります。手が不自由でも皆さん良くやるなあと思います。患者さんが外に旅行に行っているときなどに水やりをすることはありますが、夏は下手なときに水をあげると焼けたりしますから難しいです。部屋のなかに置いてあるものもありますので、それに水やりをすることもあります。サツキの鉢を戴いたことがありますが、すぐ駄目にしてしまいました。盆栽が盗られたという話は聞きます。そういうときは園内放送があって、園内で見かけない人がいたら注意するようにとか、盆栽が盗まれた人がいたとか。〔神社通りのような〕道沿いのところが盗られるようです。一般舎のほうはわれわれは行ったことがありません。もっぱらセンターの仕事です。〔患者さんを連れての〕散歩はよく行きます。しかし、眼が不自由になるとあまり外には行きたがりません。患者さんが散歩に行きたいというよりは、私たちのほうから声をかけて外に連れ出すことのほうが多いです。園内の墓参だとか観梅やお花見などです。

散歩をするときに周りの自然のことについて聞かれれば答えますが、こちらから積極的に説明するということはありません。木に名札がついているので、それで説明したり一木運動のサザンカやツバキの様子を話したりすることはあります」。

「桜はだいぶ減りました。神社通りにも大きな桜の木がありましたが、いつだか四月に雪が降って、重い雪だったので枝がずいぶん折れて枯れてしまいました。桜の木が枯れたのを見たのはそれが初めてです。ここに来た頃と比べると緑が減ってきたという印象を受けます。資料館のほうはずっと菜の花畑でしたし、桜もずいぶん減りました。松も減りました」。

福祉課職員Gさん（二〇〇五年一二月九日、二〇〇六年一二月一三日取材）

「私がここに来たのは昭和五二年（一九七七年）です。四年ほど東京病院に勤め、また戻ってきました。私がここに来た頃はすでに県木はありましたが、一人一木はあとだったと思います。緑化に関して職員が積極的にサポートするということはなかったと思います。イニシアティブは入所者がもっていて、作業のなかで仕事を手伝うということはありました。あの頃は入所者の平均年齢が五〇歳代でしたから、入所者は園内の環境美化に一生懸命でした」。

「私がここに来た頃は〔入所者が〕八〇〇人ぐらいいました。入所者はグループを作ってそれぞれの作業をしていました。第一緑化とか第二緑化、公園作業その他、それぞれ区域を分けて作業をしていました。不自由舎の人は、第三センターと第二センターの人ですが、リハビリテーションを目的として軽作業についていました。朝八時に詰所に集まって、グランド周辺から安置室の周辺等の作業をしていました。毎週土曜日には保健科から詰所に訪問し、一緒にお茶を飲みながら情報交換をしたり、健康状態のチェック等を看護師がしたりしていました。また、作業日誌を通して毎日の入所者の様子や作業日程を知ることができました」。

「ポット苗を植えたりしたときには職員も参加しましたが、それは勤務中です。人権の森のときもそうでした。園と自治会で話し合って一緒に作業しましたが、主導権は自治会がもっていました。職員は皆異動があったり、歴史も知りませんし。入所者の方は自分たちのものだという意識がありましたから」。

「職員が、日比谷公園のように昼休みに園内を散歩したりしないのは、ここの環境があって当たり前みたいに感じているからだと思います。特別の思いがない。それでも、私たちはここに来るとホッとします。東京病院にいたときも、週に一度ここに来るとホッとしましたね。その頃はもう東京病院の裏の林はありませんでした」。

福祉課職員Hさん（二〇〇七年一月九日取材）

「福祉課福祉班福祉係に属し、作業係は五人です。二七歳のときに勤めて、いま三二年になります。私の先生が庭師の川島さんでここに勤めていらしたので、私もここに入りました。私がここに来た頃は作業はおもに官舎地区でした。こちら〔患者地区〕で作業することはあまりありませんでした。聖公会のメタセコイアやカトリック教会の裏のヒマラヤ杉は前からありました。福祉課の裏の松はいまもあります。〔県木の森に北海道の木を植える写真を見ながら〕これはセンダンを植えたときの写真で、当時センダンは珍しかった。うしろに写っているシュロは、火をつけられて半分燃えたものだ。いま大きくなっているけれど。〔一人一木運動で植えた木で、建物の建て替えなどで移動した木は〕全部ではありませんが、十数本はわかります。名札が壊れたり取れてなくなったりしているものもありますが〔保健科の近くに〕木は残っています。

福祉課職員Iさん〔二〇〇七年一月九日取材〕

「作業係は五人で、一番短い人でも一四年ぐらい勤めています。私は平成六年頃に三年勤めて外に出て、平成一六年〔二〇〇四年〕一月に戻ってきました。平成六年は築地のがんセンターに勤めていましたから、ここに来たときは自然がいっぱいあって驚きましたね。筍採りをするからとか、つぎは梅の実採りだとか、そういう仕事があることに驚きました。自然が豊かで植物園のように思いました。作業内容は芝刈りとか殺虫とか緑化関係全般で、患者さんの引越を手伝うこともあります。外の業者さんに入ってもらうのは新しい建物を建てるときなどです。落葉の片付けは家政係と一緒にやることがあります。ここは病院ですので東京都の清掃車が入ってこないから、園内のゴミ回収は園内で行っていますが、それを担当するのが家政係です。むかしは多くの仕事を入園者がなさっていました。いまは納骨堂と山吹舎付近だけ入園者の方が作業をしています。〔広場にコスモスの種子を蒔いたり菜の花を植えているが〕種子を蒔いたり耕しているのは入園者のＩさんです。花が咲き終わったあとの片付けの仕事などは私たちがしています。以前は入園者が作業のほとんどをしていました。私が来た平成六年でもまだ四割ぐらいを入園者が作業をしていましたが、徐々に入所者の作業が減ってきました。〔緑化の作業方針を決めるのは〕自治会の緑化委員会です。自治会役員と各寮から四人、そして私たちの八名で会議を開きます。どういうかたちにしようか居住者の意見はさまざまですが、月に一、二回その都度いろいろと話し合って、たとえば神社通りの桜の枝を払うとか近くに住んでいる人の声を聞くことが多いです。それでもなかなか難しいことがあります。庭の柿の木を切って欲しいと言われて確認して切ったつもりだったけれど、本人が切って欲しいと言ったのはその隣りの木だったとか、木を切る前と後でイメージが異なる場合があって木を切ってからイメージと違うということがあります。いまはあくまでも本人立会のもとで作業するようにと徹底しています。木を切ってくれという声があっても、緑化委員会などに諮ってどういう経歴の木なのか調べてから作業に入ることにしています。でも個人的には、できるだけ家のまわりは明るくしてあげたいと思います」。

事務職員Jさん（二〇〇六年一二月一八日、二〇〇七年一月一七日取材）

「私がここに就職したときは、森とか病院とかといったことを意識しませんでした。感染するかどうかといったこともぜんぜん考えませんでした。園の印象としては、自分が生まれた時代や育った時代と重なってノスタルジーを覚えました。夏の暑い日に中央通りや神社通りのアスファルトに陽炎が上ってセミが鳴いていたり、防火用水を利用したゴミ箱があったりしたことが。全生園は森というよりも何でも一つずつに入所者の手が入っているという感じです」。

「県木とか桜並木とか、自分の年齢とも重ね合わせてその成長が感じられ、また平沢さん〔前自治会長〕から何度も桜並木の思い出などを聞かされていましたので愛着が湧いてきました。慰安畑とか桜並木とかについて『倶会一処』とか『全生今昔』などを読んで当時のことをいろいろと想像します。啓発活動の意義というか、患者さんのしてきたこと一つ一つがそれぞれ意味をもつものだなと、話をして実感させられます」。

「私がぜひ見てみたいと思うのは、皆さんが若かった頃の姿や光景です。みんなで木を植えたり畑を耕したりいろいろな患者作業をしていた頃の日常の姿や、二八年闘争〔らい予防法改正闘争〕でリヤカーで患者を運んだとか襷掛けで運動したとか握り飯を運んだとかいうのを、写真ではなく実際に見てみたいのです」。

「私は、患者さんたちが生きた証し、足跡というか、ここに生きてきたということを何らかのかたちで書き残して行くことがとても大切だと思います。それはことばとしてということになるかもしれませんが。その意味で、患者さんの聞き書きをしたいとずっと前から思っていたのですが、実現できていません。でも早くやらないと間に合いません。とりわけ外の生活が入ってくる前のここの、時代錯誤のような生活を知りたいのです。防空壕だとかタモザワ牛だとか、三日三晩踊り明かした納涼祭とか、豚舎だとか慰安畑とか。全生園はもうすぐ一〇〇周年を迎えるので、そのときまでに聞き書きをまとめたいです」。

成田　稔さん〔多磨全生園名誉園長〕（二〇〇六年一二月一三日取材）

「ここに勤めて六〇年以上になります。緑化運動についてはろくに何もしませんでした。林〔芳信元園長〕先生は木について非常にうるさかったようです。木を絶対に切らせなかった。もっとも、当時は生活が厳しい時代でしたから、いろいろとあったようですが。東村山市は東西南北のうち、東にだけ公園がないので、全生園を将来公園として残したい、そのために樹木を残して欲しいが、ただ残すと言っても国は財政難ですから、将来ここをどうするか予測できない。そこで、東村山市の「緑を守る会」が、〈人権の森〉を広く知らせる役目を果たしてくれました。ここで〈人権の森〉の「人権」に戻りますが、国立ハンセン病資料館に入って見学された方は、出口のところで「私はやさしいのか」と自分を振り返って欲しいと思います。いま光田先生のことやらい予防法のことがいろいろと言われていますが、患者の歴史を調べてみるとわかると思いますが、むかしは道ばたに倒れていた患者を皆見て見ないふりをしていました。それはともかく、このやさしさを求めて患者さんは緑を増やしたのです。なぜここに緑が多いかがよくわかるでしょう」。

「緑の大切さについては、私が心臓病で入院したときに実感しました。私が入院していたのは五階の病室でしたが、三週間は寝たきりで、空と天井しか見られなかった。三週間たってようやくベッドに半分起きて緑が見えたときにはほんとうに嬉しかった。自分が患者になって初めて、病室でも緑が必要だということがよくわかりました」。

「ここではいま、武蔵野の森と、矢嶋公園の脇のハンセン病研究所とのあいだ辺りには緑のにおいがします。奥多摩に行って自動車の窓を開けると、緑のにおいがしますが、それがここにはあります。雑木林のなかの熊笹も好きです。ここでも雑草のにおいがします。整備された芝生からはにおいがしません。芝生は見るだけのもので、かぐということはありませんね。全生園の患者は視力を失っても嗅覚は残ります。草のにおいも、だから大切なのでしょう。自然の音を聞くことが好きです。桜並木では、秋から冬に葉が落ちるときカサカサという音がしますね。そういう音もいいものです。ここの桜は、私がここに来たとき〔三〇歳〕に植えたものですから、私のここでの成長と同じです」。

大平　馨さん〔元　多磨全生園医師〕（二〇〇七年一月二六日、二月一九日取材）

「明治期にこの療養所をつくったときは、まわりは農村で、全生園の敷地もいまほど広くなくて、少しずつ拡張していった。まわりは山林雑木林で、ここは「山」と呼ばれていた。青葉町三丁目の三恵病院の辺りに武蔵野の雑木林が残っていて、一九五五〜六〇年頃に山林が宅地化された。そこから川までむかしはずっと山林だった。裏は芒が鬱蒼と生えて人間が隠れるぐらいのところで、そこに裏道が通っていた。空堀川と全生園のあいだに全生園の敷地が残っていた。全生園は一〇万坪というけれど、いまは九万坪ぐらいしかないだろう。資料館の前のバス停から清瀬から来るバスが角を曲がって正面玄関に向かう通りのケヤキ並木は皇紀二六〇〇年のときに植えたけれど、角のところは中曽根内閣のときに、余っている国有地は売るという方針で売って家が建った。多摩研〔当時の名称は国立らい研究所。のち国立多摩研究所。現国立感染症研究所〕ができたのは昭和三〇年で、そのとき植えた桜がいまの桜並木。立派に育ったのはもともと畑だったから土地が肥えていたから。私がここに来たのは多摩研ができた一九五五年だけれど多摩研とは関係がない。私は最初に愛生〔園〕にいて、それから奄美に行き、そしてここに来ました」。

「秋光会という団体があり菊つくりが盛んだった。昭和三〇年から三五年は終戦後まだ一〇年だから都内に菊をつくる余裕のあるところがなかったこともあって、ここでつくった菊はあちこちで入賞して、賞をさらった。谷津遊園とか銀座松屋の展示場とか首相官邸にも出した。貞明皇后の関係があるので多摩御陵に毎年一番良い菊をもって行った。いまもつづいている。菊はトラックに乗せるのも大変だった。小さいトラックしかなかったし、いまのような小さな菊はなくてみんな大輪と懸崖だから。今年の審査日に来年の審査会の日程と品種が決まるのでそのときから出品する日に合わせて菊つくりをする。早く咲きすぎても遅すぎてもだめで審査会にちょうど合うようにつくるけれど、早く咲きそうになるとそれに合うような会場を探したりした。世間でもしだいに菊をつくる人が出てきたのと老齢化で園内の菊つくりが衰えて、つぎはサツキをつくった。公会堂で毎年展示会をした。畑でも花作りでも腐葉土が必要だけれど、落ち葉はいくらでもあったし、都職のほうまで取りに行った。そういう時代が過ぎて、畑仕事もしだいにやめ始めてから、緑化ということが言われるようになった。ツツジもきれいだった。納骨堂の脇など。村上梅林は、桜があって梅がないのはつまらないというので植えた。矢嶋公園は矢嶋〔良一元園長〕さんの記念でつくり、そこに県木を植えた。当時はだいたい各県の出身者がいたから、四〇種ぐらい植えた。勤労奉仕といって草取りもしたし、四千本の苗を植えたり道路つくりもした。医者も含めてみんなでやった。いままで言うとボランティアかもしれないけれど、勤務時間中にやったからボランティアではないかもしれない。医局の前の通りにサザンカとツバキを、寄付金を募って植えた〔一人一木運動〕。〔全生園を〕人権の森とか記念公園にしようとかと言っているけれど、森林公園と言いだしたのは一〇年ぐらい前からです」。

大西基四夫さん〔元 多磨全生園園長〕（二〇〇七年一月二三日付書簡）

「私は四ヶ所の八氏病療養所で働かせて戴きましたが、植樹自然保護大事にして来ました。全生の大正時代からの歴史のある自然保護と開拓、大正時代からの「苗圃」、唯今の大銀杏も種子から育てられたものですし、入園された方々が自然を愛し大事に育て、竹林のように村人からの寄贈など、長い歴史の中、入園者の方々の崇高な奉仕、自然を大事にされたこと一木一草にこの百年の療養所の歴史を見出すことが出来ます。一木一草と向いあって眺めて下されば自然に樹々や草花が訪ねて下さる人に語りかけて下さるでしょう。

建築がつづいている現在、遠くに住み、樹々が傷つけられていないか、二輪草がふみつけられていないかと思い乍らも、人間は愚か人ばかりでは無いとおもいます。

開拓と自然保護　人間の世界はむつかしいのですが、八年の園長職の間、Tさん達のあとをついて、常緑樹の樹々の合に補植する雑木の苗を一つ一つ掘つて下さった穴に植えつける作業をしたのが〝全生の杜〟への私の業績。小さいものですが、久米川作業所の案内文に私は〝杜〟（大樹と芝草、かん木のムツミ合い）の大切さを思い少しく御手伝いが出来ました。荒城の月のバンスイ先生のしだれもそろそろ蕾が出はじめるでしょう。

老人は家庭のじゃまものとして、美事に切られた老銀杏の枯株を全生を訪ねる時には必ず立ち寄って話しかけてみます。八〇人の仲間を愛生に送り出す時全生人全員集まつて別れを惜しみ、大正はじめから作った苗圃から銀杏の苗を記念として植えたその木も大木となり乍ら建物をそこねると切りたおされている。同じ仲間はスクスクとのび昨冬もぎんなんを一杯実らせたが、我が人生そのものを樹々の盛衰に併せて偲ぶのです。

これからどう護るか！　若者の皆様方の御努力が「生命《いのち》」です〔後略〕」。

参考文献一覧

（1）図書

多磨全生園武蔵野短歌会編『木がくれの実』岩波書店、一九五三年
全生園俳句会『芽生』近藤書店、一九五七年
『光田健輔と日本のらい予防事業』藤楓協会、一九五八年
武蔵野短歌会『輪唱』白塔書房、一九五九年
鈴木敏子『らい学級の記録』明治図書、一九六三年
『東村山市樹木・樹林調査実態報告書』東村山市、一九七三年
杉浦　強　編『合同句集　心開眼』全生園多磨盲人会俳句部、一九七四年
島田秋夫『開かれた門』短歌新聞社、一九七九年
林　芳信『回顧五十年』大西基四夫、一九七九年
多磨全生園患者自治会編『倶会一処　患者が綴る全生園の七十年』一光社、一九七九年

多磨盲人会『望郷の丘　多磨盲人会創立二十周年記念誌』多磨盲人会、一九七九年
津田せつ子『随筆集　曼珠沙華』日本基督教団出版局、一九八二年
邑楽よ志子『つりがね草』一九八四年
武蔵野短歌会『合同歌集　青葉の森』武蔵野短歌会、一九八五年
山岡　響『雪椿の里』短歌新聞社、一九八五年
汲田冬峰『大樹の風』新星書房、一九八七年
国満静志『漂泊の日に』皓星社、一九八八年
汲田冬峰『木犀』一九八七年
ハンセン療養所短歌会編『ハンセン療養所歌人全集』藤楓協会、一九八八年
『市民教養講座　東村山の自然は今』東村山市立中央公民館、一九八八年
小林熊吉『とちの実』新星書房、一九八九年
児島宗子『句集　望郷』白鳳社、一九八九年
芳葉郁郎『むさし野怨歌』一九八九年
松田雪子『多磨の予言者』一九九〇年
邑楽よ志子『ひいらぎの道』一九九〇年
桜沢房義『全生今昔』三輪照峰編、一九九一年

宮田正夫『闇から光』一九九二年
金田靖子『句集　冬さうび』世界ハンセン病友の会、一九九三年
松木　信『生まれたのは何のために　ハンセン病者の手記』教文館、一九九三年
桜井哲夫『無窮花抄』土曜美術出版社、一九九四年
杉浦　強編『合同句集　星浄土』全生園多磨盲人会俳句部、一九九四年
澤野雅樹『癩者の生　文明開化の条件としての』青弓社、一九九四年
山岡　響『歌集　憩の汀』新星書房、一九九五年
田島邦晃『長期療養施設の外部空間構成とその機能について』日本大学造園学研究室、一九九五年
飯川春乃『十字架草』コロニー東村山印刷所、一九九六年
山岡　響『歌集　遠き山河』新星書房、一九九六年
藤田真一『証言・日本人の過ち　ハンセン病を生きて　森元美代治・美恵子は語る』人間と歴史社、一九九六年
大竹　章『無菌地帯　らい予防法の真実とは』草土文化、一九九六年
『橋本辰夫歌集』〔一九九六年?〕
平沢保治『人生に絶望はない　ハンセン病一〇〇年のたたかい』かもがわ出版、一九九七年

柴田良平『六八歳の春　隔離からの解放』ゼンコロ、一九九七年
冴　雄二『わすれられた命の詩　ハンセン病を生きて』ポプラ社、一九九七年
山本俊一『増補日本らい史』東京大学出版会、一九九七年
小杉敬吉『随想　あの人、このこと』コロニー東村山印刷所、一九九八年
津田せつ子『病みつつあれば』けやき出版、一九九八年
瓜谷修治『ヒイラギの檻』三五館、一九九八年
『はばたき――東村山市立小学生・中学生徒作文集』多磨全生園創立九〇周年実行委員会、一九九九年
国本　衛『生きて、ふたたび　隔離五五年　ハンセン病者半生の軌跡』毎日新聞社、二〇〇〇年
『心豊かな看護・介護をめざして』多磨全生園看護部、二〇〇一年
全国ハンセン病療養所入所者協議会編『復権の日月　ハンセン病患者の闘いの記録』光陽出版社、二〇〇一年
太田順一『ハンセン病療養所百年の居場所』解放出版社、二〇〇二年
加賀乙彦　他編『ハンセン病文学全集』皓星社、二〇〇二年〜
木暮正夫『いのちの森を守る　ハンセン病の差別とたたかった平沢保治』佼成出版社、二〇〇三年

鈴木禎一『ハンセン病　人間回復へのたたかい』二〇〇三年
佐々木雅子『ひいらぎの垣根をこえて　ハンセン病療養所の女たち』明石書店、二〇〇三年
坂井定治 編『道標――創立五〇周年記念号』多磨盲人会、二〇〇四年
村上絢子『証言・ハンセン病　もう、うつむかない』筑摩書房、二〇〇四年
伊藤赤人『望郷の丘　五行歌集』市井社、二〇〇四年
北野鴎人『落葉挽歌』講談社出版サービスセンター、二〇〇五年
嶋田和子『大きな森の小さな「物語」　ハンセン病だった人たちとの一八年』文芸社、二〇〇五年
全療協 編『検証会議　ハンセン病と闘った人達に贈る書』光陽出版社、二〇〇五年
畑谷史代『差別とハンセン病』平凡社、二〇〇六年
東村山市立青葉小学校『平成一六・一七年度青葉プラン（実践資料集）』二〇〇六年
内田博文『ハンセン病検証会議の記録』明石書店、二〇〇六年
〈園内誌〉『山桜』『多磨』一九一九年四月～二〇〇七年八月

（2）論文・小文等（詩歌は省略）

林　芳信「呼小鳥のために」『呼小鳥』創刊号、一九三四年四月一〇日

田所靖二「詩　みどり」『山桜』第二九八号、一九四八年四／五月
林　芳信「園内緑化運動に際して」『山桜』第二九八号、一九四八年四／五月
土田義雄「愛林週間を迎へて」『山桜』第二九八号、一九四八年四／五月
「園内緑化記念文芸」『山桜』第二九八号、一九四八年四／五月
伊東秋雄「初夏の日誌より」『山桜』第三一〇号、一九四九年七月
木谷花夫「樹木と野草」『短歌誌　武蔵野』季刊第一号、武蔵野短歌会、一九五一年八月
小学分教室「全生園の樹木」『多磨』第四三〇号、一九六〇年二月
三枝真咲「全生園の植物」『多磨』第五一一〜五二三号、一九六四年七月〜一九六五年七月
内山　晟「全生園の鳥」『多磨』第五一一〜五二四号、一九六四年七月〜一九六五年八月
橋本栄子「雑木林の思い出」『あすなろ』多磨准看護学院文化部、一九六五年三月
二平利一郎「全生園と松林」『多磨』第五六七号、一九六九年三月
T・N「一本の欅」『多磨』第五七〇号、一九六九年六月
守　史郎「園内の植物に関する徒然記」『多磨』第五七二〜五七六号、一九六九年八月〜一二月
芳葉郁郎「野鳥によせて」『多磨』第五七七号、一九七〇年一月
芳葉郁郎「落葉挽歌」『多磨』第五八七号、一九七〇年一一月
菊地儀一「花と小鳥と緑」『多磨』第五九八号、一九七一年一〇月

松田雪子「武蔵野の自然」『篠楓文芸』第四巻、一九七二年三月
大竹　章「写真風土記23〔桜〕」『多磨』第六一八号、一九七三年七月
大竹　章「写真風土記40〔空堀川〕」『多磨』第六三七号、一九七五年二月
大竹　章「写真風土記41〔欅〕」『多磨』第六三八号、一九七五年三月
氏原　孝「ささやかな願い」『多磨』第六五〇号、一九七六年三月
芳葉郁郎「むさし野怨歌」『多磨』第六六五号、一九七七年六月
大竹　章「写真風土記87〔竹林〕」『多磨』第六九〇号、一九七九年七月
松本　馨「創立七十周年に寄せて」『多磨』第六九二号、一九七九年九月
芳葉郁郎「「望郷の丘」をめぐって」『多磨』第六九四号、一九七九年一一月
大竹　章「写真風土記98〔千寿池〕」『多磨』第七〇二号、一九八〇年七月
金近　保「いろいろなはなし（九）〔緑化運動〕」『多磨』第七一二号、一九八一年五月
大竹　章「写真風土記126　株立ちもみじ」『多磨』第七三三号、一九八三年二月
大竹　章「写真風土記130　ホンダ・狭山工場」『多磨』第七三七号、一九八三年六月
大竹　章「写真風土記131　四千本のポット苗」『多磨』第七三八号、一九八三年七月
山下十郎「谷間に生きる小さな命（七）」『多磨』第七四四号、一九八四年一月
大竹　章「写真風土記138　木々の由来」『多磨』第七四六号、一九八四年三月

大竹　章「写真風土記140　園芸部の頃」『多磨』第七四八号、一九八四年五月
大竹　章「写真風土記141　森林浴歩道」『多磨』第七四九号、一九八四年六月
大竹　章「写真風土記142　県木の森づくり」『多磨』第七五〇号、一九八四年七月
大竹　章「写真風土記143　県木の森づくり」『多磨』第七五一号、一九八四年八月
「県木の植樹終る　自治会ニュースより」『多磨』第七五二号、一九八四年九月
大竹　章「写真風土記144　雑草談義」『多磨』第七五三号、一九八四年一〇月
大竹　章「写真風土記145　緑化あれこれ」『多磨』第七五四号、一九八四年一一月
山下十郎「緑の散歩道」『多磨』第七五七号、一九八五年二月
大竹　章「写真風土記148　ＮＨＫ・Ｎワイド」『多磨』第七五八号、一九八五年三月
大竹　章「写真風土記153　けやきの丘」『多磨』第七六三号、一九八五年八月
杉野正雄編「みどりのゆび―東村山第五中学校　森を残そうとしておられる皆さまへ」『多磨』
第七七一号、一九八六年四月
大竹　章「写真風土記161　木々の銘々録」『多磨』第七七二号、一九八六年五月
大竹　章「写真風土記168　野鳥たち」『多磨』第七七九号、一九八六年一二月
大竹　章「写真風土記195　緑のしおり」『多磨』第八〇九号、一九八九年六月
大竹　章「写真風土記196　大植樹祭」『多磨』第八一〇号、一九八九年七月

武藤義久「公園部の花見」『多磨』第八一二号、一九八九年八月
所　義治「創立八〇周年に当たって」『多磨』第八一三号、一九八九年一〇月
大竹　章「写真風土記197　『緑のしおり』」『多磨』第八一四号、一九八九年一一月
笠井陽子「四季」『香木』第二六号、多磨全生園附属看護学校学生自治会、一九九〇年三月
大竹　章「野におけニリンソウ」『多磨』第八二三号、一九九〇年八月
グループ・はばたき「全生園の野鳥」『多磨』第八三九号、一九九一年一二月
大竹　章「緑化関係あれこれ」『多磨』第八四六号、一九九二年七月
グループはばたき「全生園探鳥地・観察ポイント」『多磨』第八四六号、一九九二年七月
成田　稔「多磨全生園の歴史が醸した建物など」『多磨』第第八五四〜八五六、八五八号、一九九三年三〜五、七月
天野秋一「桜並木」『多磨』第八五九号、一九九三年八月
鈴木禎一「武蔵野の面影を探る―野鳥の保護を願って」『多磨』第八六〇号、一九九三年九月
浅野俊雄「緑の楽園に住む有難さ」『多磨』第八八一号、一九九五年六月
森元美代治・えみこ「これからの患者運動が目指すもの」『むすび』第八号、一九九五年一〇月一日
津田せつ子「私たちに明日はない」『多磨』第九〇〇号、一九九七年一月

「多磨誌九〇〇号記念特集アンケート　①生き甲斐、②思い出　山下十郎『多磨』第九〇〇号、一九九七年一月
天野秋一「なんじゃもんじゃ」『多磨』第九〇九号、一九九七年一〇月
所　義治（聞き手・大竹章）「聞き書き　流るる川はいや遠し」『多磨』第九一三～九二〇号、一九九八年二～九月
天野秋一「緑化日誌こぼれ話」『多磨』第九一四号、一九九八年三月
宮本茂美「『全生園の森　人と光と風と』を作り終えて」『多磨』第九三六号、二〇〇〇年一月
児島宗子「さくら讃花」『多磨』第九五一号、二〇〇一年四月
天野秋一「写真で綴る思い出album21　柊の垣根」『多磨』第九五六号、二〇〇一年九月
河合一匡「いつの日かは全生園の杜は市民の杜に」『多磨』第九六〇号、二〇〇二年一月
天野秋一「写真で綴る思い出album27　矢嶋公園『多磨』第九六二号、二〇〇二年三月
平井千代子「全生園の蝶」『多磨』第九六三号、二〇〇二年四月
天野秋一「写真で綴る思い出album34　欅並木の思い出『多磨』第九六九号、二〇〇二年一〇月
常岡光子「全生園の森　ドングリ考」『多磨』第九七七号、二〇〇三年六月
天野秋一「写真で綴る思い出album49　人権の森（山吹舎の復元）」『多磨』第九八四号、二〇〇四年一月

「お部屋訪問　全生園在りてこそ　荒川武さんに訊く」『多磨』第九九二号、二〇〇四年九月
天野秋一「写真で綴る思い出album62　梅林と小鳥」『多磨』第九九七号、二〇〇五年二月
平沢保治「山下十郎さんを悼む」『多磨』第一〇〇一号、二〇〇五年六月
天野秋一「写真で綴る思い出album71　緑化部」『多磨』第一〇〇六号、二〇〇五年一一月
天野秋一「写真で綴る思い出album75　けやきの丘」『多磨』第一〇一〇号、二〇〇六年三月
天野秋一「写真で綴る思い出album77　身患連お花見交流会」『多磨』第一〇一二号、二〇〇六年五月
平沢保治「元自治会長所義治氏を偲んで」『多磨』第一〇一七号、二〇〇六年一〇月
「第一四回秋の緑の祭典開かれる」『自治会ニュース』第二号、二〇〇六年一一月
天野秋一「写真で綴る思い出album88　果樹部」『多磨』第一〇二三号、二〇〇七年四月
天野秋一「写真で綴る思い出album92　樫の並木」『多磨』第一〇二七号、二〇〇七年八月

（3）新聞記事等

「春　とけた差別、偏見の氷　いま全生園に。移転運動も今は昔。園内施設で楽しむ市民」『東京新聞』、一九七四年四月二三日
「対話を求める緑化委員会」国立多磨全生園入園者自治会『自治会ニュース』第六号、一九八一

年一二月一五日
「一人一木運動」「ぶなの木の寄贈」『自治会ニュース』第九号、一九八二年三月一五日
「お花見で賑わう」「緑化五か年計画」「一人一木運動」『自治会ニュース』第一〇号、一九八二年四月一五日
「椎の木植える」「一人一木運動から」「贈ったり贈られたり」『自治会ニュース』第一一号、一九八二年五月一五日
「株立ちもみじに五〇万円」『自治会ニュース』第一六号、一九八二年一一月一五日
「今、緑化関係では」『自治会ニュース』第一八号、一九八三年四月一五日
「多磨全生園の在園者　〈ふるさとの森〉造ろう」『東京新聞』一九八三年四月二〇日
「着々ふるさとの森造り」『読売新聞』一九八三年四月二二日
「自然と人間のかかわりを深め　ふるさとの森づくり」『全患協ニュース』第六二七号、一九八三年六月一日
「県木で郷里を偲ぶ」「病棟周辺に四季の花木を」「富山県のチューリップ」『自治会ニュース』第二三号、一九八三年一二月一五日
「ふるさとの森造り計画に初めて市民が参加」『読売新聞』、一九八四年七月三日
「療養所に広がる森。患者が植林、市民も協力。園が使命終える日に備え」『朝日新聞』夕刊、一

九八四年七月七日
「県木の植樹終る」「高松宮さまとマウンド造成地」『自治会ニュース』第二四号、一九八四年七月一五日
「緑化運動の三十年　森づくりに市民も参加」『全患協ニュース』第六五二号、一九八四年八月一五日
「緑化の奉仕者二八八人」『自治会ニュース』第二七号一九八四年一〇月一五日
「行く末（人間として生きる5）らい予防法廃止と多磨全生園」の記事中「楽しかったこと・苦しかったこと」『朝日新聞』朝刊東京版、一九九七年三月八日
「ハンセン病の回復者たち　人生の花咲かせたい　ルポ・花見の宴」『朝日新聞』夕刊、一九九八年四月一四日
「東村山市立青葉小学校五年生、「多磨全生園」を題材に学習発表会」『朝日新聞』、二〇〇一年一二月一一日
「ひととき　全生園の森」『朝日新聞』、二〇〇二年三月一二日
「自治会施設保存対策委員会、東村山市長と面会し、老朽化した施設の修復／保存への協力を要請、同時に「人権の森」構想を伝える」『読売新聞』、二〇〇二年四月一三日
宮崎駿「全生園の灯」『朝日新聞』朝刊、二〇〇二年四月二〇日

「ハンセン病記念公園『人権の森』構想」『市報ひがしむらやま』、二〇〇二年五月一五日、六月一五日、七月一五日
「実現へ善意の輪　多磨全生園の修復・保存「人権の森」構想」『朝日新聞』朝刊多摩版、二〇〇二年八月二五日
「人と人をつなぐ森」『同朋新聞』第五三九号、二〇〇二年一〇月一日
「窓・論説委員室から　多磨全生園の桜」『朝日新聞』夕刊、二〇〇五年三月二九日

(4) その他の資料

「寄贈県木一覧表」多磨全生園入所者自治会緑化委員会、一九八四年四月二五日
『緑のしおり』多磨全生園入所者自治会、一九八五年四月
『園内樹木一覧』多磨全生園入所者自治会緑化委員会、一九八六年四月
『緑のしおり　改訂版』多磨全生園入所者自治会、一九八九年九月二五日
『園内山野草一覧』多磨全生園入所者自治会緑化委員会、一九九二年七月
『全生園の緑について——緑の意味を考える』多磨全生園附属看護学校ハンセン病研究会二五・二六回生、一九九二年頃
『歴史の散歩道「全生園の隠れた史跡」めぐり』多磨全生園入所者自治会、二〇〇〇年

TY「全生園の緑化の展望」二〇〇一年一二月一二日
TY「これからの全生園の緑化について（私案）」二〇〇五年七月八日
『みどりのオアシス全生園』多磨全生園入所者自治会緑化委員会、二〇〇五年一一月

（5）取材記録（敬称略）

浅野俊雄夫妻（二〇〇六年一一月一五日）、荒川武甲（二〇〇六年二月一五日、一一月二日、一二月一八日、二〇〇七年八月一五日）、石神耕太郎（二〇〇六年二月二〇日）、大竹章（二〇〇六年一月一四日）、沖いずみ（二〇〇七年一月二六日）、春日一郎（二〇〇七年二月二〇日、三月三日）、金子保志（二〇〇七年二月八日）、上川敬次（二〇〇七年三月一一日）、川島義教（二〇〇七年一月八日・一二日）、国本衛（二〇〇六年八月二九日）、汲田冬峯（二〇〇六年一一月二三日）、児島宗子・セイ子（二〇〇六年五月二四日以後現在まで頻繁）、小林麗子（二〇〇七年二月二三日）、駒場ケサ子（二〇〇六年一一月二五日）、斉藤米子（二〇〇七年一月二九日、二月二三日）、佐川修（二〇〇七年九月一〇日）、茂田美津枝（二〇〇六年八月三日、一二月一三日）、志田彊（二〇〇六年三月九日、一一月八日）、芝田千恵子（二〇〇六年一一月一一日、一二〇〇七年七月一七日）、鈴木禎一（二〇〇六年二月二八日、三月一五日、他）、多田三郎・良子（二〇〇七年二月二七日）、堤良蔵（二〇〇七年三月一六日）、苗木豊（二〇〇七年三月一一日、一〇月二日、六日、九日）、

萩野芳江（二〇〇五年一二月二七日）、長谷川一奉（二〇〇七年七月一日・八日）、馬場三郎・京子（二〇〇七年一月三〇日）、藤崎陸安（二〇〇六年一一月二三日）、平沢保治（二〇〇六年一月一一日）、松田司（二〇〇七年七月一日・一七日）、松田雪子（二〇〇六年一二月一三日）、松本霞風（二〇〇六年九月一九日・二五日、二〇〇七年六月一一日）、森下静夫（二〇〇六年一二月六日）、森元美代治・美恵子（二〇〇六年一二月三日）、山口町雄・きん（二〇〇七年三月二九日）、山崎利一・房子（二〇〇七年一月二九日）、山下道輔（二〇〇五年一二月一二日以降現在まで頻繁）、山田政雄・たき（二〇〇六年一二月六日）、吉野渓水・洋子（二〇〇六年一一月九日）、ＩＫ（二〇〇七年七月一日・一七日）、ＳＫ（二〇〇六年一一月一五日）、ＴＫ・ＫＳ（二〇〇六年一〇月二五日）、ＴＲ（二〇〇六年一一月九日）、ＴＹ（二〇〇五年七月七日、一二月五日以後ご逝去まで頻繁）

看護師Ａ（二〇〇六年一月一一日、一一月八日）、看護師Ｂ（二〇〇六年二月四日）、看護師Ｃ（二〇〇六年七月一四日）、看護助手Ｄ（二〇〇七年一月二六日）、看護助手Ｅ（二〇〇七年二月一日）、介護員Ｆ（二〇〇七年二月一日）、福祉課職員Ｇ（二〇〇五年一二月九日、二〇〇六年一二月一三日）、福祉課職員Ｈ・Ｉ（二〇〇七年一月九日）、事務職員Ｊ（二〇〇六年一二月一八日、二〇〇七年一月一七日）、看護師Ｋ（二〇〇六年六月二一日）、看護師Ｌ（二〇〇六年六月二九日）、成田稔（二〇〇六年一二月一三日）、大平馨（二〇〇七年一月二六日、二月一九日）、青葉小学校

長（二〇〇六年二月二日）

あとがき

武蔵野線新秋津駅から多磨全生園まで徒歩で一五分ほどだが、途中で道が狭くなり、すぐ脇を走る車が恐い。緊張しながら全生園の裏門を入ると、思わずホッとする。自動車が進入してこないからだが、同時に全生園の深い森が気持ちを落ち着かせてくれる。

入るとすぐに永代神社の杉林とグランドのクヌギ林に挟まれて、涼風が吹いて来る。そのまま直進せずに左に折れると〈県木の森〉に入る。コブシの大木の下に立派なシャクナゲやカエデが並び、エゾマツやハナノキ、トチなどの県木が見られる。左手に〈豚君の碑〉を見るとすぐにギンドロの大木がある。これほど大きなギンドロはいままで見たことがない。その先の、吉野さんが植えたというカシワの木に達すると、矢嶋公園だ。写真で見ると、かつては立派な池のある美しい和風庭園だったようだが、いまは埋められて、オオバコばかりの広場にすぎない。そこから直角に右へ曲がると、むかし入所者が釣りを楽しんだという千寿池の跡が見える。いまはただの貯水槽にすぎないが、初夏にはキショウブの花が美しい。そこからケヤキ並木を抜けると、いまや名所として近隣で名高い桜並木が縦横に走っている。どれも五〇年以上という古木ながら、春にはみごとな花を咲かせる。とくに花吹雪の舞がきれいだ。桜並木から先は、一般舎と呼ばれる平屋の入所者住宅が並ぶ。

と、いまでは眼をつむってもどこに何の木があるかをすぐに言えるようになったが、初めてここを訪れたときは、いくら説明されても自分がどこをどう歩いているかわからなかった。四つある不自由舎棟（センターという）は、病棟や治療棟と屋根のついた長い廊下でつながれ、新参者にとってそこは迷路そのものだ。それだけ広いわけだが、かつてここに一二〇〇人以上の人が住み、十二畳に八人の相部屋生活が営まれたこともあった。いま入所者は三二五名（二〇〇七年一二月）で、四〇〇〇人を越える方たちが園内の納骨堂に眠っている。こうした施設が、国立・私立を併せて全国に一五あり、青森、仙台、草津、駿河、岡山、香川、熊本、鹿児島、沖縄が所在地である。さらに日本が関わってつくられたハンセン病療養所が、韓国、台湾、南西諸島にある。国内の施設はどこも豊かな自然に囲まれた静かな環境にあり、入所するにはどうしたらよいかという問い合わせが市民からときおり来るという。しかし、ハンセン病療養所がもともとこうした憩いの場ではけっしてなかったことは言うまでもない。

＊　＊　＊

多磨全生園の入所者および退所者の皆さまには、全生園の森やそこでの暮らしについて貴重なお話をたくさん聞かせていただきました。改めて厚く御礼申し上げます。一本一本の草や木への思い出の数々、園内の自然をめぐるさまざまな意見や夢、そしてまた、それぞれの皆さまの人生の一齣を聞かせていただきました。その一言一言が私には重く受けとめられました。同時に、この貴重なひとときを得て、重い歴史と入所者のさまざまな思いが深く刻まれた森の木の一本一本を、将来にわたって長く守り育てるべき使命を感じました。

勤務後のお疲れの時や大切な昼の休養の時間にお話を聞かせてくださった職員の皆さまに、厚く御礼申し上げます。また、ご多忙のなかお時間を割いてくださった成田稔名誉園長と大平馨先生に御礼申し上げます。さらに、部外者の私を入所者や職員の皆さまに紹介していただきお話をうかがえる機会を設けてくださった看護師と職員の皆さまに御礼申し上げます。七〇名を越える方々からお話をうかがえるという機会は、多磨全生園看護師〔取材当時〕の鈴木愛子さんほか数人の皆さまのご助力がなければけっして得られることはなかったと思われ深く感謝しています。

文献調査では、ハンセン病図書館主任の山下道輔さんにたいへんお世話になりました。図書館を初めて訪ねたのは、福祉課職員のご紹介によりますが、ハンセン病資料館が改築中でその図書室が利用できなかったという理由もありました。しかしいまではこの偶然に感謝しています。というのも、このハンセン病図書館は、元全生園患者自治会長の松本馨さんが必死の努力のすえ勝ち取ったものであり、さらにそこに収蔵されている諸資料は、山下道輔さんがこつこつと地道な努力を重ねながら収集し、また私財を投入して集められたものであり、この図書館の存在それ自体がハンセン病療養所の生きた歴史であるように思われるからです。ハンセン病図書館友の会の方たちがボランティアで資料整理を手伝い、また、開架式ということもあって、とても使いやすい図書館になっています。さらにこの図書館の特徴は、山下道輔さんから文献のほか園内の歴史や諸事情についていつでも詳しくお話をうかがうことができるほか、かつて全患協事務局長としてご活躍され九〇歳を越えるいまでも資料整理のお仕事に就いている鈴木禎一さんや、製本を担当されている入所者Sさんも含め、ここで他の入所者やボランティアの人たちから親しくお話をうかがうことができる点にあると思います。ここでは、文献調査はもとより、お茶の時間も貴重な学習の場でありました。

〔ハンセン病図書館は二〇〇八年三月末日をもって閉鎖されました。〕

一番残念なことは、全生園の森をひときわ愛し、森の話になると眼を輝かせてその将来計画を話されたTさんが、二〇〇六年八月五日にお亡くなりになったことです。癌に冒されていることはご本人も承知され、せめてあと三年は生きたいと、いつもとてもお元気な声で話していらしたのに、病は待ってくれませんでした。また、この森の実現に精力と私財をつぎ込んだ山下十郎さん（二〇〇五年三月二一日没）にお会いできなかったことも心残りです。「こういう話を山十に聞かせたかった」とTさんは繰り返しおっしゃっていました。Tさんがお元気なうちに本書を刊行できたらと思っていましたが、果たせませんでした。せめてもの償いは、この森が後世まで末永く残るよう私

（たち）が努力すること以外にありません。

付記

「多磨全生園の森」の四季折々のすがた、ならびに、本書のもとになった諸資料は、私のホームページ（http://www11.plala.or.jp/tamast/zens.html）で紹介しています。併せてご覧いただければ幸いです。

二〇〇八年春

著者紹介

柴田隆行（しばた・たかゆき）

1949年東京生まれ。東洋大学社会学部教員。社会思想史・哲学史専攻。

多摩川の自然を守る会代表。

主要著書『哲学史成立の現場』（弘文堂、1997年）

『シュタインの社会と国家』（御茶の水書房、2006年）。

多磨全生園・〈ふるさと〉の森

ハンセン病療養所に生きる

2008年５月20日　初版第１刷発行

著　者：柴田隆行

発行人：松田健二

装　幀：桑谷速人

発行所：株式会社 社会評論社

東京都文京区本郷2-3-10

☎ 03(3814)3861　FAX 03(3818)2808

http://www.shahyo.com/

印刷・製本：倉敷印刷株式会社

---

printed in Japan